絵で見る歯医者さん

これは便利!! 患者さん説明用 オーラルチャート

日本歯科大学 名誉教授
鴨井 久一 監修

日本歯科大学歯学部歯周病学講座 助教授
沼部 幸博 著

日本歯科大学歯学部附属病院総合診療科
三浦 雅美 イラスト

クインテッセンス出版株式会社　2005

Tokyo, Berlin, Chicago, London, Paris, Barcelona, Istanbul, Milano, São Paulo, Moscow, Prague, Warsaw, New Delhi, and Beijing

監修者のことば

　「医療分野における規制改革に関する検討会」の報告書が，平成16年1月29日付で厚生労働省より発表されました。規制の見直しの中で，歯科医師および患者・国民の両視点からの方向づけがみられます。
　第1点は，歯科医師は，患者・国民の視点に立って医療情報を提供し，質の高い医療の促進をはかる必要性が述べられています。患者・国民側による歯科医師の選択，また医療機関が相互に競争的に医療サービスの質の向上・効率化を促進することが前提条件に謳われています。
　第2点は，患者・国民側では，自らが医療に参加し，歯科医師を自分で選択するという自己意識改革が必要である，と述べられています。そのためには，患者・国民側も医療について十分勉強し，知識の蓄積とITなどによる情報をとらえることも大切です。患者・国民側の自己決定権が大きく作用し，医療者側は患者・国民への利便性と安全性を十分認識できる体制づくりが必要となります。

　本書は，これまでに行われている歯科治療の理解を助ける方法として，わかりやすいイラストを中心に，患者・国民側に向けて刊行している『歯医者さんの待合室』の「オーラルチャートシリーズ」をまとめたものです。

　現在，歯科医療の中では「かかりつけ歯科医」という制度があります。かつては，「あの歯医者さんとは家族ぐるみのお付き合いだ」という患者さんもおられましたが，まさに幼児から高齢者まで，口の健康について管理できる先生，そして，口の病気について相談できる先生を患者・国民の皆様は望んでいます。これらのニーズに応えるために，本書は新たな情報のもとにまとめ，患者さんに口の構造・機能・病気・使用機器などについて紹介しています。
　かかりつけ歯科医師の先生方は，ぜひ本書を活用いただき，患者・国民の皆様が歯科医療の実態をわかりやすく理解できるようお願いするものです。患者・国民の皆様にとっては，歯科医療の内容を知るためにも，幅広い活用を期待するものです。

日本歯科大学　名誉教授
特定非営利活動法人日本歯周病学会　前理事長

鴨井　久一

まえがき

　皆さんは「歯医者さん」という言葉に，どんなイメージがありますか？

　ふだんはマスクをしているが素顔はやさしい歯医者さん。てきぱきと働く歯科衛生士さんやスタッフたち。明るい照明，いろいろな方向に自由自在に動く椅子，エックス線撮影装置，すごい音を立てて回転するドリルや歯を抜くペンチ（？），混ぜ合わせて使う粉と液，口の中で固まる謎の粘土，色とりどりの細い針などのたくさんの変わった形の器具。さらに白や銀色の詰め物，金具のついた入れ歯など，不思議なもののいくつかが頭に浮かぶに違いありません。

　そして，何より思い浮かべるのは，自分のかかっている病気への不安や，「こわい！」「痛いのはイヤ！」「緊張！」などの感情ではないでしょうか。でも，歯医者さんの説明を聞いたり，何度か通院して治療が進むうちに，いつしかそんな感情は和らいでいきます。これは歯医者さんへの信頼感が強くなるとともに，病気を治すために使われるいろいろな器具の役割や治療の手順がわかってくるからです。病気を治すためには病気のことを理解し，病気の治し方を知る必要があります。そしてそのことが，治療が終わっても，再度同じことが起こらないように自己管理を行う心構えにつながるのです。

　本書は，歯医者さんに通院される方々が，さまざまな器具や歯の治療のことを理解する手助けとなるように作られました。すなわち，歯をはじめとした口の中のさまざまな組織の仕組みや，歯科で扱う病気の成り立ち，それを検査して治す器具や機械，そして治療方法について，できる限り平易な解説を試みました。

　写真ではなく絵を多用しているのは，絵のほうが読む方にとって「やさしい」と考えたからです。文中では，なるべく専門用語をやさしい言葉に置き換えて表現するようにしましたが，なかには適切な表現が見つからず苦労したものもあります。また治療法に関しては，筆者らの考えで，さまざまな歯科の治療の中から，いくつかのステップを拾って紹介しました。

　本書で使われているさまざまな絵や文章は，月刊誌の『歯医者さんの待合室』に4年間にわたり，「オーラルチャートシリーズ」として連載されたものを，よりわかりやすいように加筆・修正したものです。単行本化することができたのは，連載を支えてくださった読者の方々のおかげです。

　そして本書によって「歯医者さん嫌い」の方が，1人でも多く「歯医者さん贔屓」に，また「歯医者さん通」になっていただけたら，これほどの喜びはありません。

平成16年4月　　満開の桜の日に
日本歯科大学歯学部歯周病学講座　助教授

沼部　幸博

本書の使い方

この本は，次の4つの章から構成されています。

第1章　口の中の仕組み早わかり
第2章　口の中の病気ができる仕組み
第3章　治療で使う機械・器具・材料
第4章　絵で見る歯科治療の流れ

第1章の〈口の中の仕組み早わかり〉は，口腔領域の各組織についての解説です。顎骨，歯の萌出，乳歯，永久歯，智歯の特徴，歯周組織，顎関節などを取り上げました。

疾患やその治療法を理解する際に必要な基礎知識です。

第2章の〈口の中の病気ができる仕組み〉は，バイオフィルムである，齲蝕や歯周病の最大の原因であるプラークの話から始まり，齲蝕や歯周病の発症や進行，根尖病巣のでき方，歯の破折や顎関節症についての解説です。

すべての病気，原因を網羅することはできなかったため，発現頻度が高いと考えられるものを取り上げました。

第3章の〈治療で使う機械・器具・材料〉は，ユニットの機材から始まり，手用器具や印象材，セメント，レジンなどを取り上げました。種類も多く，使用方法もそれぞれ異なりますが，代表的な材料や使用法を選びました。

また，予防方法としてのＰＭＴＣに使用する器具も取り上げました。

第4章の〈絵で見る歯科治療の流れ〉は，一般の歯科医院で行われる頻度が高い治療をいくつか選択し，解説しました。治療の流れの中で，解説するには内容が複雑だったり，内容が多すぎたり，時には行わない可能性がある内容の記載は省略しています。

ここでは各治療の基本的な流れを理解することができます。

さらにこの本は，各章の内容と併せて理解を深めることができるように工夫されています。各項目の見開きの，向かって右側の部分には，章別に色分けした見出しが付いています。その中に，現在読んでいる内容に関連する他の項目のページ数が書かれています（右ページ参照）。

たとえば，右ページ・下図の例ですと，現在見ているのは〈第4章　絵で見る歯科治療の流れ〉の108〜109ページの「**歯石除去，スケーリング・ルートプレーニング**」ですが，関連内容の載っているところは，〈第1章　口の中の仕組み早わかり〉の34〜35ページの「**歯周組織ってなに？**」，〈第2章　口の中の病気ができる仕組み〉の40〜41ページの「**プラークとは？**」，〈第2章　口の中の病気ができる仕組み〉の46〜47ページの「**歯周病の起こり方**」，〈第3章　治療で使う機械・器具・材料〉の78〜79ページの「**歯周プローブ・手用スケーラー・超音波スケーラー**」，〈第4章　絵で見る歯科治療の流れ〉の110〜111ページの「**フラップ手術**」であることがわかります。

そしてどの章からでも，あちこちの章に自由に行き来できます。

すなわち，歯周組織の基本構造を見るには第1章のページ，歯周病の原因については第2章のプラークのページ，歯周病の発症と進行状態の説明には同じく第2章の歯周病の起こり方のページ，治療にどんな器具を使用するかについては第3章のスケーラーのページを見ればよいことになります。また，さらに歯周病が進んだケースでは，第4章にあるフラップ手術を行う場合があることも併せて理解することができます。

巻末（121ページから）には逆引・索引を用意しました。それぞれの用語についての内容が多く含まれる，とくに代表的なページは太字で示してあります。わからない用語や別の言い方を探したい場合，すぐに調べたい内容がある場合はそちらをご覧ください。

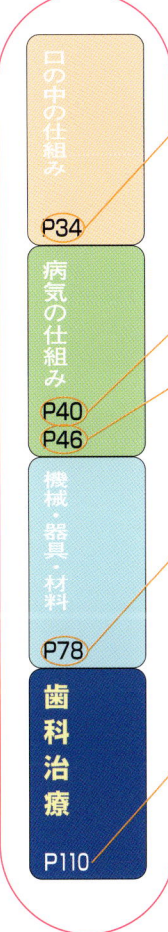

〈第1章　口の中の仕組み早わかり〉の34〜35ページ
「歯周組織ってなに？」へ

〈第2章　口の中の病気ができる仕組み〉の40〜41ページ
「プラークとは？」へ

〈第2章　口の中の病気ができる仕組み〉の46〜47ページ
「歯周病の起こり方」へ

〈第3章　治療で使う機械・器具・材料〉の78〜79ページ
「歯周プローブ・手用スケーラー・超音波スケーラー」へ

〈第4章　絵で見る歯科治療の流れ〉の110〜111ページ
「フラップ手術」へ

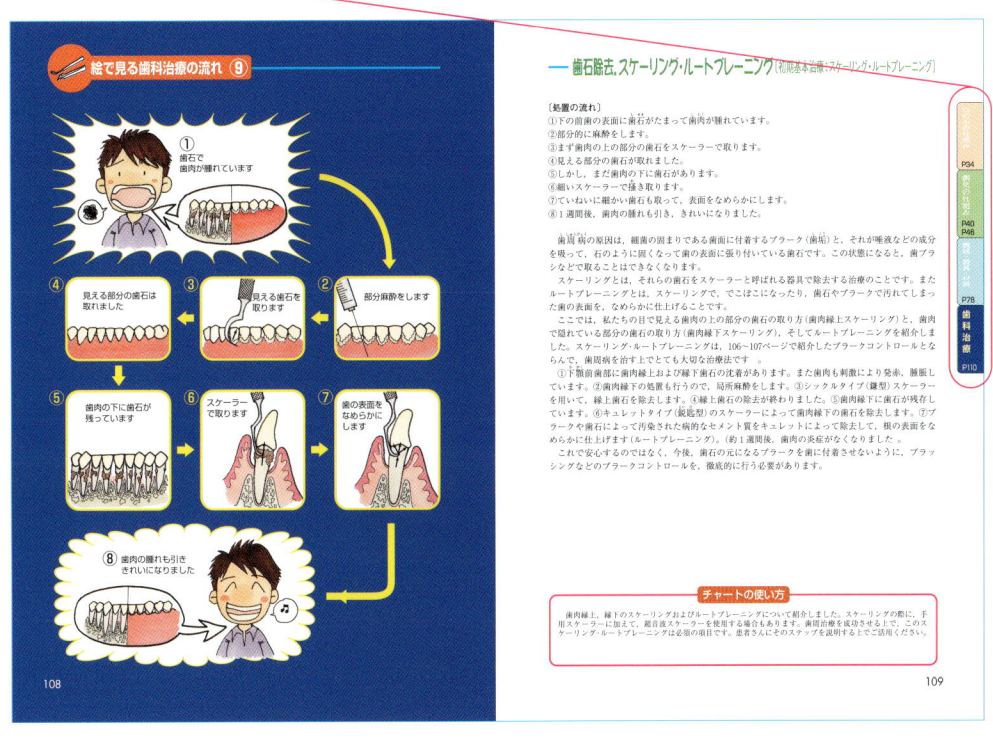

もくじ

監修者のことば …………………………………………………… 3
まえがき …………………………………………………………… 4
本書の使い方 ……………………………………………………… 5

第1章　口の中の仕組み早わかり　13

①頭の骨ってどうなってるの？〔頭蓋骨と顎関節〕……………………… 14
②お口の中にはなにがある？〔粘膜,歯肉,歯,舌,小帯,口蓋垂〕………… 16
③歯はどうやって生えてくるの？〔歯の萌出〕…………………………… 18
④乳歯ってなに？〔子供の歯の話〕………………………………………… 20
⑤永久歯ってなに？〔大人の歯の話〕……………………………………… 22
⑥智歯ってなに？〔親知らずの話〕………………………………………… 24
⑦歯肉ってなに？〔歯の周りの組織〕……………………………………… 26
⑧舌ってなに？〔舌の働き〕………………………………………………… 28
⑨唾液ってなに？〔つばの話〕……………………………………………… 30
⑩顎関節ってなに？〔あごが動く仕組み〕………………………………… 32
⑪歯周組織ってなに？〔歯の周りの組織の仕組み〕……………………… 34
⑫口の働きってなに？〔さまざまな組織の織りなすハーモニー〕……… 36

もくじ

第2章　口の中の病気ができる仕組み　39

- ①プラークとは？ ……………………………………………………… 40
- ②齲蝕(むし歯)のでき方 ……………………………………………… 42
- ③歯の根の先の病気のでき方 ………………………………………… 44
- ④歯周病の起こり方 …………………………………………………… 46
- ⑤歯の破折,脱離 ……………………………………………………… 48
- ⑥顎関節に起きるトラブル …………………………………………… 50
- ⑦知覚過敏 ……………………………………………………………… 52
- ⑧歯の着色・変色 ……………………………………………………… 54
- ⑨歯の数がちがう ……………………………………………………… 56
- ⑩味覚障害 ……………………………………………………………… 58
- ⑪口内炎 ………………………………………………………………… 60
- ⑫病気のできる場所 …………………………………………………… 62

第3章　治療で使う機械・器具・材料　65

- ①5点セット〔デンタルミラー,ピンセット,探針,エキスカベーター,ストッパー〕… 66
- ②デンタルチェア ……………………………………………………… 68
- ③エアータービン・マイクロモーター・スリーウェイシリンジ …… 70
- ④印象材とその器具 …………………………………………………… 72

9

もくじ

⑤歯科用セメント ……………………………………………………………… 74
⑥歯科用レジン ………………………………………………………………… 76
⑦歯周プローブ・手用スケーラー・超音波スケーラー ………………… 78
⑧歯の根の治療に使う器具 …………………………………………………… 80
⑨小外科手術用の器具その① 抜歯に使う器具 …………………………… 82
⑩小外科手術用の器具その② 歯周外科手術に使う器具 ………………… 84
⑪PMTCに使う器具〔齲蝕(むし歯)や歯周病の予防〕…………………… 86
⑫エックス線撮影の世界 ……………………………………………………… 88

第4章　絵で見る歯科治療の流れ　91

①齲蝕(むし歯)治療：インレー修復〔保存修復〕………………………… 92
②齲蝕(むし歯)治療：レジン修復〔保存修復〕…………………………… 94
③歯の神経の治療：歯内療法〔抜髄・根管治療・根管充填〕…………… 96
④歯を抜く：残根の抜歯〔抜歯・残根抜歯・搔爬〕……………………… 98
⑤歯を抜く：智歯(親知らず)の抜歯〔抜歯：智歯の分割抜歯〕………… 100
⑥ブリッジの製作〔補綴：大臼歯部の固定性ブリッジ〕………………… 102
⑦前歯の修復〔補綴：陶材焼き付け鋳造冠,硬質レジン前装冠〕……… 104
⑧歯みがき,ブラッシング〔歯周治療：プラークコントロール〕……… 106
⑨歯石除去,スケーリング・ルートプレーニング
　　　　〔初期基本治療：スケーリング・ルートプレーニング〕……… 108

もくじ

⑩フラップ手術〔歯周外科治療：フラップ手術（歯肉剥離掻爬手術）〕………… 110
⑪部分入れ歯〔補綴：局部床義歯〕…………………………………………… 112
⑫総入れ歯〔補綴：総義歯〕…………………………………………………… 114
⑬シーラント填塞法(小窩裂溝填塞法)〔齲蝕(むし歯)予防〕………………… 116
⑭フッ素塗布〔齲蝕(むし歯)予防〕…………………………………………… 118

逆引・索引 ……………………………………………………………………… 121

第1章

口の中の仕組み早わかり

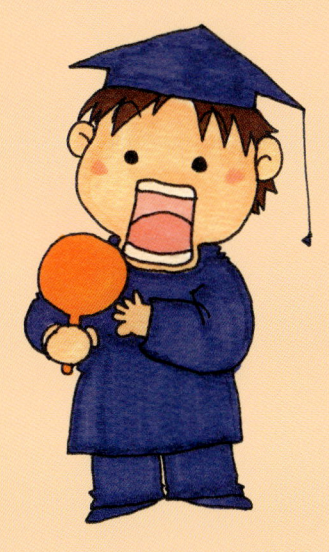

口の中の仕組み早わかり ①

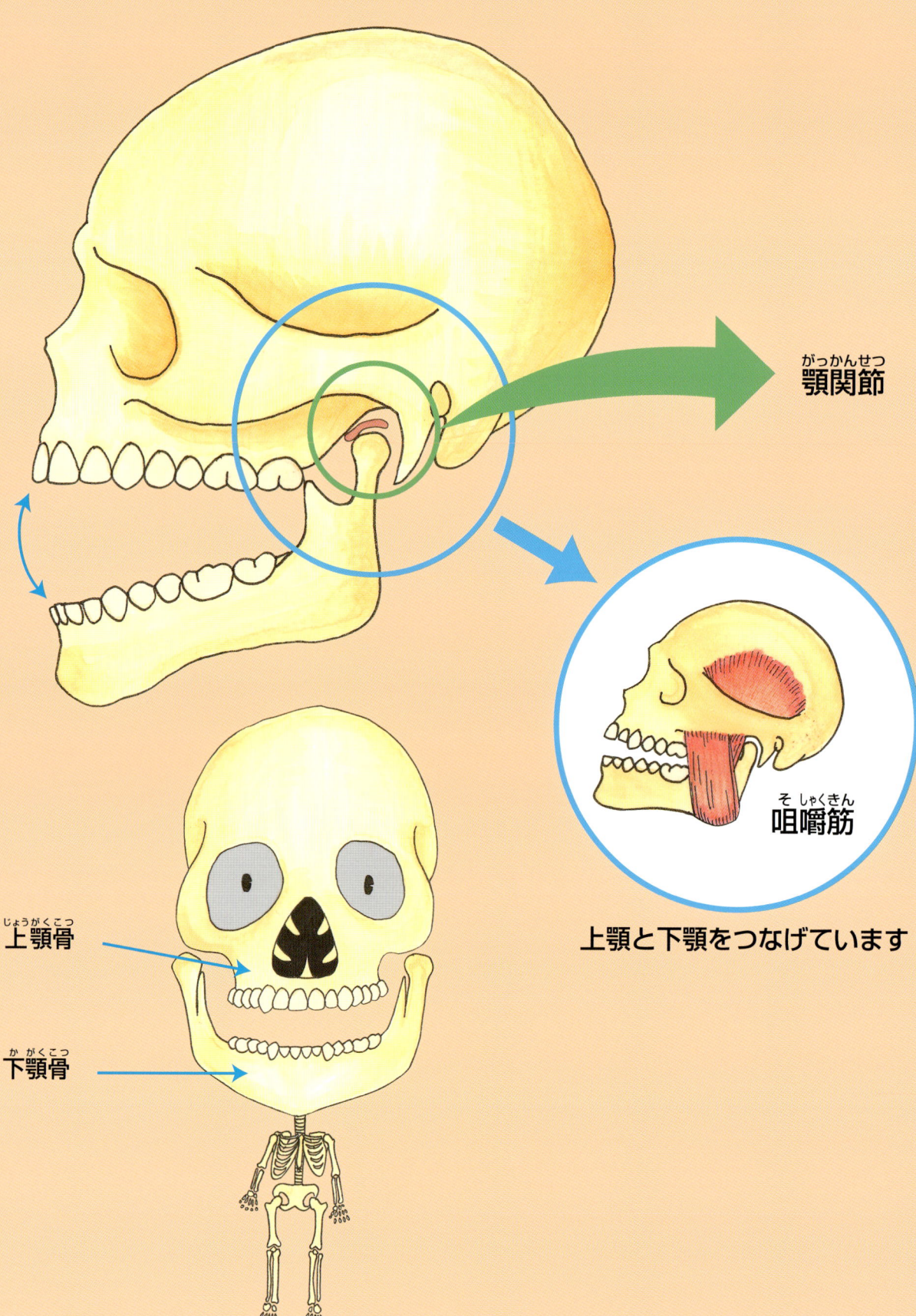

顎関節（がっかんせつ）

咀嚼筋（そしゃくきん）

上顎と下顎をつなげています

上顎骨（じょうがくこつ）

下顎骨（かがくこつ）

頭の骨ってどうなってるの？〔頭蓋骨と顎関節〕

　皆さんは，頭やあごの骨ってどうなっているかご存じですか？　よくドラマや映画で，頭の部分が白骨化した状態がでてきますね。その骨の形や歯の状態は，死者の身元を確認する上で重要な参考資料となります。ここでは，頭の骨を取り上げ，ものをかむ仕組みを解説いたします。

【下顎が落っこちる？】

　頭の骨は，頭蓋骨と呼ばれます。この骨は，大きく2つに分けられます。つまり，下顎骨（下あごの部分）とその上の部分です。そして，上の部分でもとくに歯がならんでいる骨の部分を，上顎骨と呼びます。図でおわかりのように，下顎と上顎とは骨どうしではつながっていないので，その上についているやわらかい組織を取り去ると，2つを簡単に分けることができるのです。

　実はこの上顎と下顎をつなぐ仕組みが，私たちが食べ物をかんだり，しゃべったり，歌ったりする上で重要となります。

【顎関節】

　上顎と下顎の接している部分には，口を開け閉めするときに使われる，上顎にはくぼみ，下顎には突起の構造があります。この2つが，すり鉢とすりこぎの関係のようにかみ合いながら動いて，下顎をスムーズに動かしていきます。この部分を顎関節と呼びます。実際には，骨どうしですり合っているのではなくて，手や足の関節と同じようにやわらかい骨（軟骨）が間に挟まって，動きをよりスムーズにしています。

　また，上顎と下顎の間には，上顎に下顎をつり下げ，自由自在に動かすために使われる，咀嚼筋と呼ばれる筋肉があります。これは4つの部分に分けられますが，それぞれが，上顎と下顎とをつないで，いろいろな方向に下顎を動かす役割を担っています。

　私たちが大きな口を開けて肉をかみ切ったり，豆などを細かくかみ砕いてすりつぶしたりする動きをうまく使い分け，下顎をほぼ自分の意のままに動かすことができるのも，この咀嚼筋と顎関節とが調和をとりながら機能を発揮するからなのです。すなわち，私たちがものをかむ際には，動かないでいる上顎に，顎関節を支点とし下顎を筋肉によって動かして接触させているのです。反対に口を開ける場合には，下顎を上顎から遠ざけるように筋肉を動かすのです。そして，口の開閉時にものをかみ砕く上で便利な形や機能を備え，あごの骨に植わっているものが"歯"なのです。

【食べ物の好みとあごの骨】

　肉食である犬は，ものをかみ切りやすいように，開閉運動に有利なあごと，鋭い歯を持っているのに対し，穀物を好む牛や山羊などは，すりつぶし運動に有利なあごと，かむ面の広い歯を持っています。すなわち，長い年月の間に食習慣に合わせて，頭や歯の形は決められているのです。私たちは，肉，穀物のどちらもかみやすいような，歯とあごを持っています。そしてものをかむ刺激は脳に伝えられ，脳の発達にも関係することもわかっています。私たちは，これまで，なんでもよくかむことを通して頭蓋骨の形を進化させ，今のような知性を持つことができたのかもしれません。

チャートの使い方

　この章では，図や模型を使わなければ説明できにくいような歯科の知識について，イラストを用いて説明していきます。ここでは，頭の骨，とくに上下の顎骨の仕組みをテーマとしました。

口の中の仕組み早わかり ②

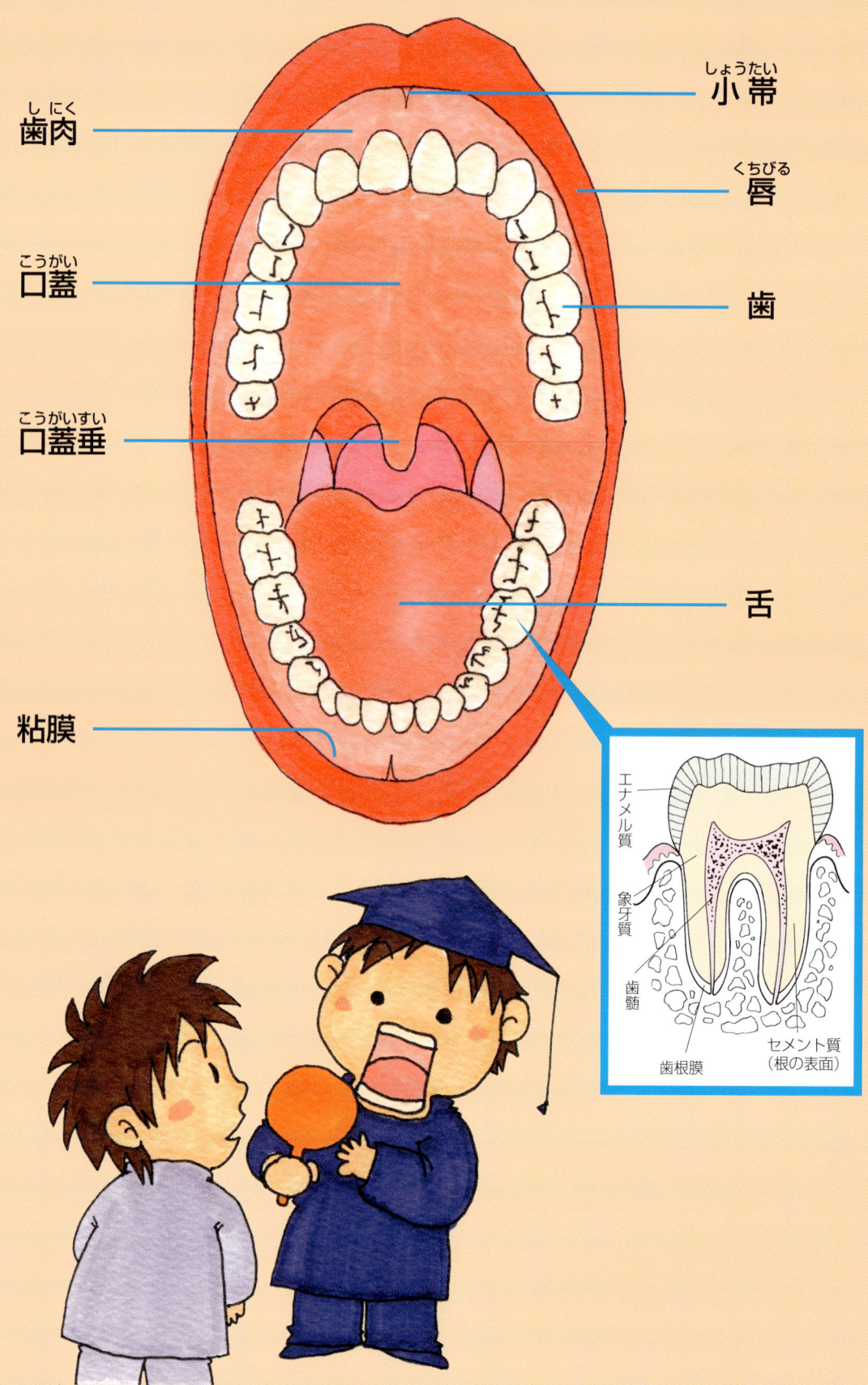

お口の中にはなにがある？〔粘膜, 歯肉, 歯, 舌, 小帯, 口蓋垂〕

【お口の中には何がある？】

　鏡を見ながら大きくお口を開けてみましょう！　さて，何が見えますか？　少し見えにくいようですので代わりに絵をご覧ください。

　まず，唇からはみ出る白い歯，赤い歯ぐき（歯肉），べろ（舌）がよく目につきます。上あごの歯の内側のところは，口蓋と呼ばれます。ほっぺたの内面は粘膜です。そして，口という洞窟の奥には，食道や気管への入り口がありますが，そこにのどちんこ（口蓋垂）がぶら下がっています。

　唇を引っ張ると，ほっぺたの粘膜から歯肉へ続く，ひものような小帯が目に入ります。

【唇】

　正確には口の中ではないですが，お口を閉じたり，とがらしたり，ものを吸ったり，微笑み，話したり，唇の周囲の下にある筋肉とともに自由自在に動きます。

【歯】

　後のページで詳しくお話ししますが，口の中の主役クラスです。歯は，エナメル質，象牙質，セメント質と歯髄からできています。歯の頭はエナメル質，もぐっている部分はセメント質で覆われています。

【歯肉】

　歯を取り囲む，比較的表面が硬い，ピンク色の部分です。歯周病になると，色が変わったり，腫れたりします。

【舌】

　歯のあるところに食べ物をかみ砕きやすいように誘導したり，味を感じたり，正確な発音を助けます。よく動き，口の中いちばんの行動派です。

【口蓋】

　上の歯の内側の部分で，硬い歯肉で覆われています。口の中の天井部分といえます。べろがよくくっつく場所で，発音を調整するのに一役買っています。

【粘膜】

　歯肉のように赤いのですが，よく動く表面がやわらかい部分です。よく「ほっぺたをかむ」というのはこの部分のことで，とても傷つきやすいのです。よく動いて，口の中の食べ物の動きや発音を調整します。また，唇とならんで，ものを吸い込んだり，吐き出したりするときに，臨機応変に形を変えます。

【小帯】

　唇と歯肉，べろの下側と粘膜とをつなぐひものようなものです。本来はほっぺたやべろの動きを制限するものだと思われますが，時には短すぎたり，くっつく場所が間違っていて，いろいろ悪さをすることがあります。

チャートの使い方

　口の中の組織について紹介しました。それぞれの組織が調和をとって動いているからこそ，私たちはいつも，食べて飲み込み，歌って話し，怒って口をとがらしたり，微笑んだりすることができるのです。

口の中の仕組み早わかり ③

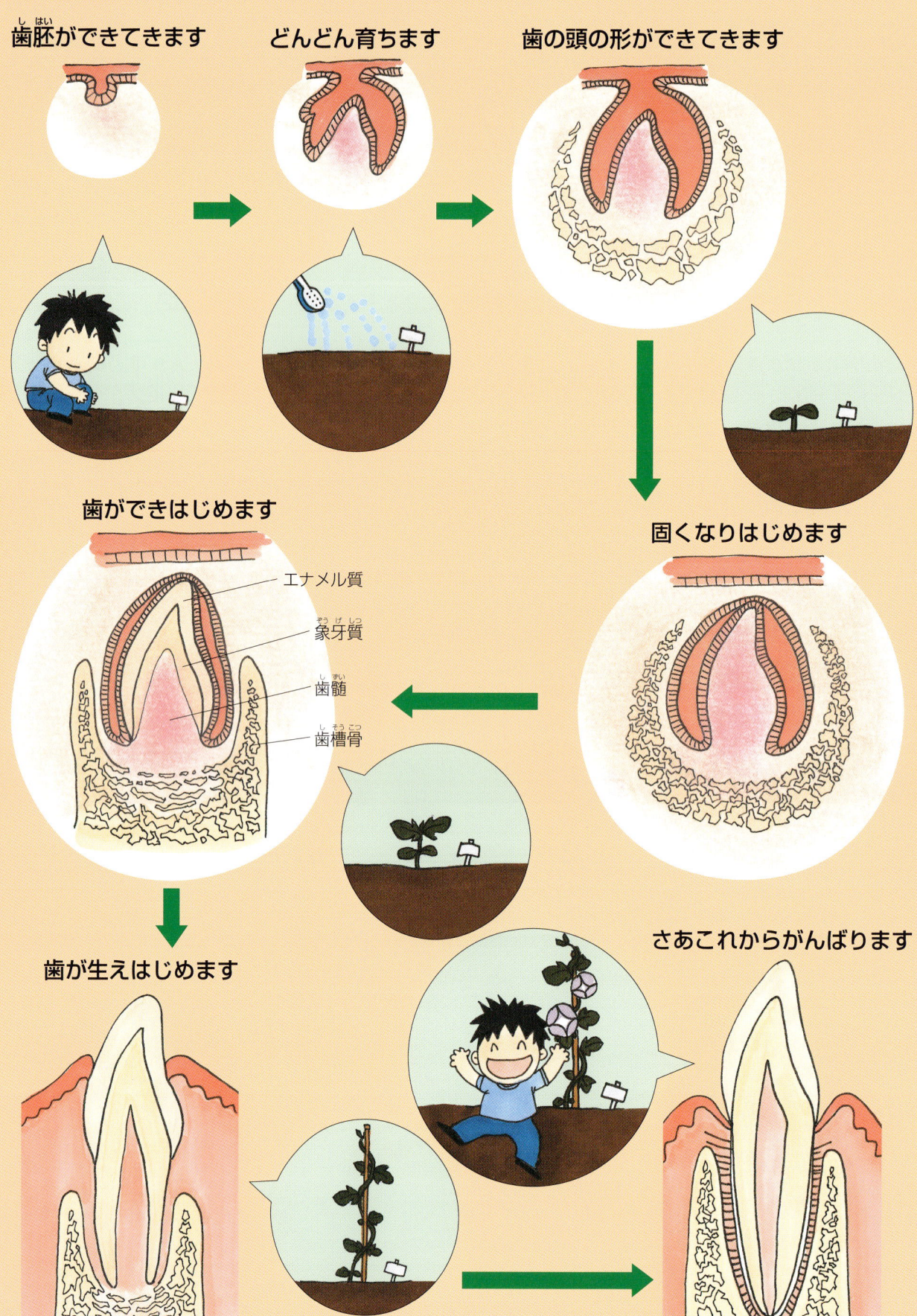

歯はどうやって生えてくるの？〔歯の萌出〕

　乳歯や永久歯。私たちの口の中にいつの間にかあって、白くならんでいる歯は、どのように生えてくるのでしょうか？

【歯のもとになる種がある】

　私たちがお母さんのおなかの中にいる妊娠7週ぐらいの頃、歯胚と呼ばれる乳歯の種が、将来口になるべき部分にできはじめています。そしてこの種が、歯となるように、徐々に育っていくのです。ちょうど朝顔の種が成長して、芽を出し、伸びて花をつけるのに似ています。

　まず妊娠4ヵ月ぐらいから、歯胚の外側では歯の頭（歯冠）になる、エナメル質という部分が作られはじめます。この部分は、私たちが口を開けたときに目にすることができる部分で、エナメル質と呼ばれ、白くて硬く、ダイヤモンドぐらいの硬度があることが知られています。また内側では、象牙質というエナメル質よりもやわらかい部分ができてきます。この歯の頭が完成されるのは、前歯か奥歯かにより違いがありますが、前歯では生まれた後3ヵ月ぐらい、奥歯は生まれた後6ヵ月から11ヵ月ぐらいまでです。

　でも、この段階では、まだ歯は歯ぐきの中に潜っていて目にすることはできません。歯が歯ぐきを押しのけて生えてくるには、歯のほかの部分が作られる必要があります。すなわち、歯冠が作られた後、歯根と呼ばれる歯の根の部分が徐々に作られていきます。歯の根の表面となる部分には、セメント質と呼ばれる部分が一層作られ、その内側には象牙質、そしてそのさらに内側には歯髄という神経があるところが作られます。

　この根ができてくる過程にともない、歯の土台となる歯の周りの骨である歯槽骨なども作られ、そしてついに歯の頭が歯ぐきの表面を破って口の中に顔を出してきます。これを歯の萌出といいます。その時期は、だいたい出産後約6ヵ月から8ヵ月ぐらいになります。この乳歯の萌出は前歯から始まり、やがて奥歯になり、乳歯が20本（上下10本ずつ）すべて生えそろうのは、3歳ぐらいになります。

　このイラストでは省いてありますが、実際にはこれらの乳歯の根の部分には大人の歯（永久歯）の歯胚があり、乳歯の歯胚と同じように成長し、できあがった乳歯の歯根を溶かしながら生えてくることになります。この永久歯は6歳頃から生えてきます。

チャートの使い方

　歯の萌出を朝顔にたとえて、イラストにしました。文中にもあるように、乳歯と後継永久歯萌出との関係は、別の機会に紹介しますのでイラスト上では省いてあります。
　歯の萌出手順の説明の際にご活用ください。

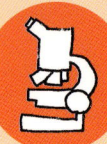

口の中の仕組み早わかり ④

乳歯の特徴

①数は合計20本
②歯の根（歯根）が曲がったり開いている
③色は乳白色や青白色
④歯の頭は大きくて，根は短い
⑤エナメル質・象牙質が永久歯より薄い
⑥神経の入っているところ（歯髄腔）が大きい
⑦生える順番
　下A→上A→
　上B→下B→
　上D→下D→
　上か下C→
　下E→上E
　（上下ともABDCE）
　（上：上あご，下：下あご）

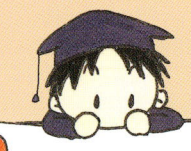

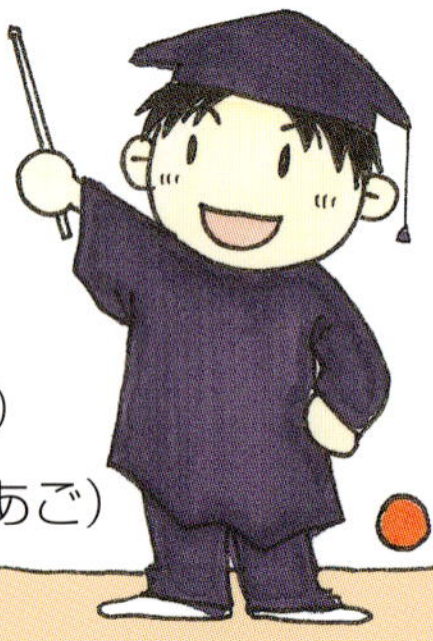

口を開けたところ

上あご　前歯　奥歯
A A B B C C D D E E

20本

下あご　奥歯　前歯
E E D D C C B B A A

乳歯が抜け替わる仕組み

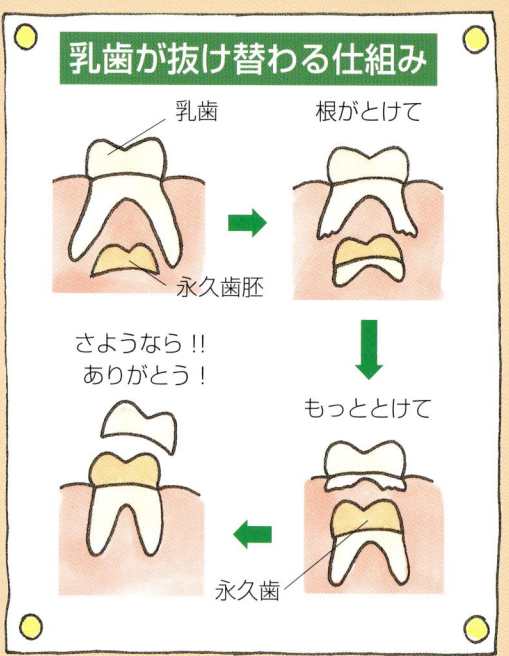

乳歯　根がとけて　永久歯胚
さようなら!! ありがとう！　もっととけて　永久歯

歯の根の特徴

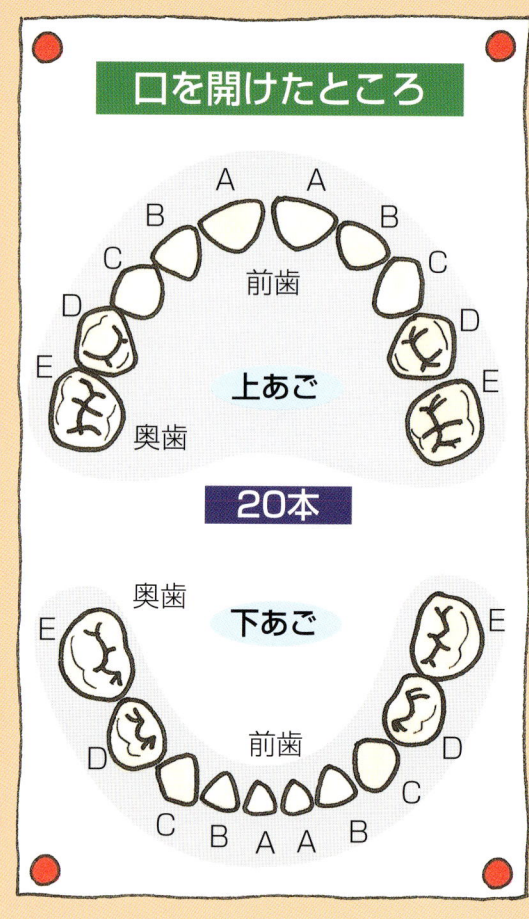

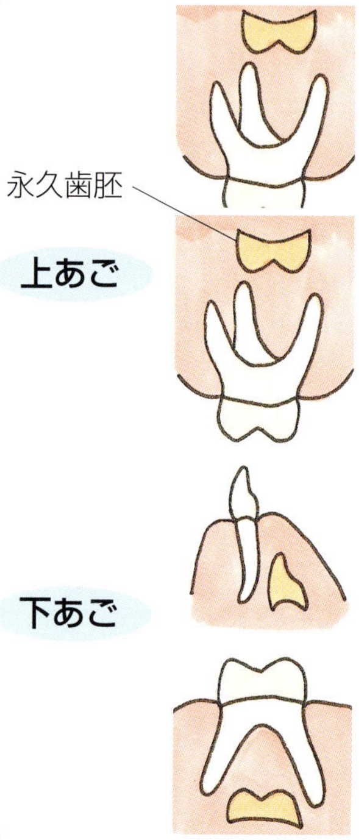

永久歯胚
上あご
下あご

質問 歯の根が曲がっていたり，開いていたりするのは？

答え 乳歯の後ろや下のほうに永久歯の種（歯胚）が控えていて，それが生えてきやすいようになっているのです。

乳歯ってなに？〔子供の歯の話〕

　6歳ぐらいから徐々に抜け落ちて，大人の歯と交代する乳歯。この子供の成長に，とても大切な乳歯とは，どんな特徴と役割があるのでしょうか？

【乳歯の数は？】
　18～19ページで説明したように，乳歯が生えてくるのは，出産後6ヵ月から8ヵ月ぐらいで，すべて生えそろうのは3歳ぐらいです。乳歯の本数は上下10本ずつで，その萌出は前歯から始まり，その後奥歯が生えてきます。皆さんにも，赤ちゃんの歯が下の前の部分にはじめて生えてきたのを見て，大喜びされた経験があるかもしれません。

【乳歯の特徴】
　乳歯は大人の歯が生えそろうまで，飲んで，食べて，話して，かんだりすることを通じて，頭の骨の成長や脳の発達を助けたりします。

　乳歯の色は，永久歯が黄色っぽいのに対して，青白色をしています。歯の大きさは，永久歯と比較すると一般的には小さく，とくに歯ぐきから顔を出している歯の頭の部分（歯冠）の高さが低いのが特徴です。また，歯の中の神経が通っている部分である歯髄腔も，歯の大きさに比べて広くなっています。

　さらに，乳歯の歯ならびには，歯と歯の間に生理的空隙である，霊長空隙や発育空隙という隙間があります。これは後から，乳歯より大きな永久歯が生えてくる際のスペースの確保のためでもあるのです。よって，乳歯の歯ならびをみて，隙間が空いていても心配はいりません。

　また，乳歯の根の近くには，永久歯の歯胚があり，それが成長するに従って乳歯の根が吸収していきます。そのために，乳歯の前歯（乳前歯）の根は，中央から先が唇側に曲がり，奥歯（乳臼歯）の根は大きく開いています。

　乳歯は確かに永久歯と生え替わります。でも，だからといって，大切にしなくてもよいということではありません。歯みがきをきちんとして，乳歯たちが自然にその役割を終えることができるように，がんばりましょう。

チャートの使い方

　乳歯を取り上げました。お母さま方にとっては歯みがきなどの際に，お子さまの口の中をのぞく機会が何かと多く，数や形，生える順番，生え替わる時期などに関する質問が多いものです。乳歯の一般的な知識の解説の際にご活用ください。

口の中の仕組み早わかり ⑤

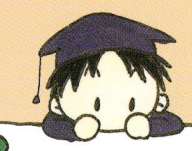

永久歯の特徴

① 数は合計28本（親知らず4本を入れると32本）
② 根がしっかりして太い
③ 色は乳白色
④ 歯の頭は，乳歯より大きくて高さがある
⑤ エナメル質・象牙質が乳歯より厚い
⑥ 歯の大きさに対して，神経の入っているところ（歯髄腔）がせまい
⑦ 生える順番
　下1→下6→上6→上1
　か下2→上2→上4→下
　3か4→上3→上5→下
　5→下7→上7
　（上6124357，
　下1623457）
（上：上あご，下：下あご）

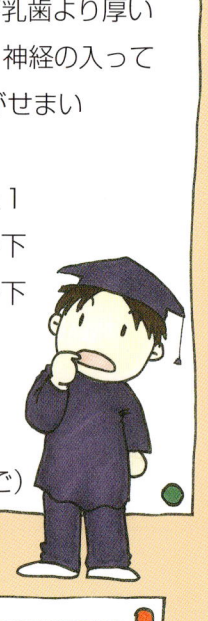

口を開けたところ

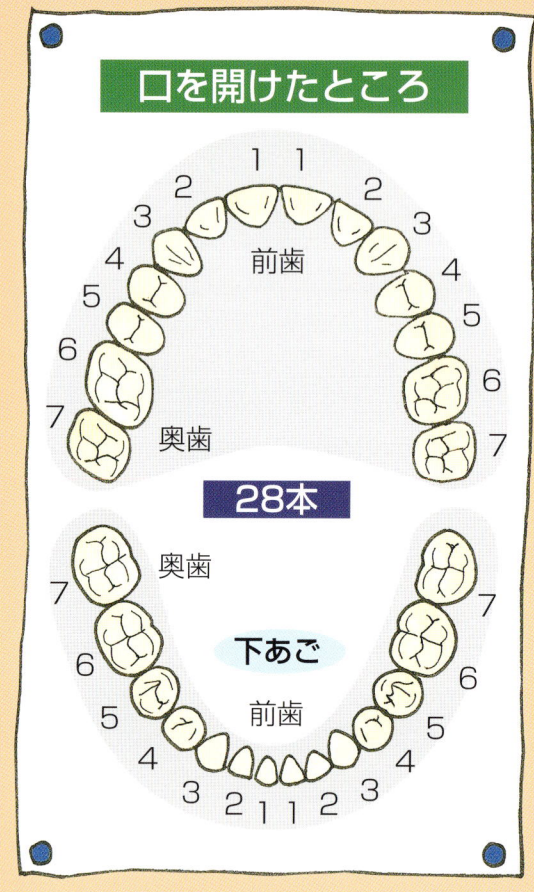

28本

永久歯のなくなる原因

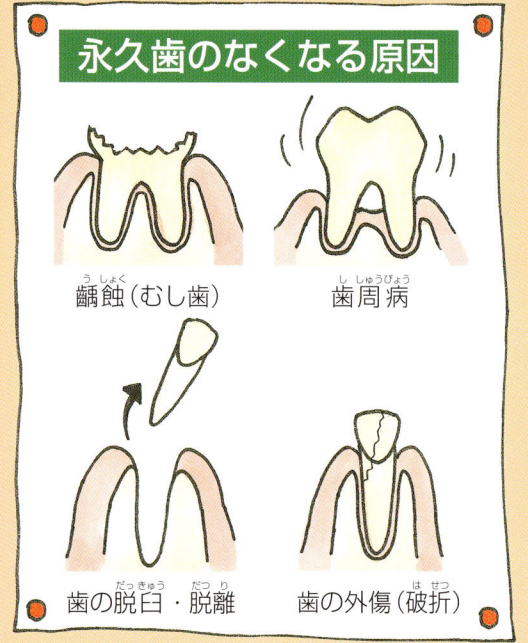

齲蝕（むし歯）　歯周病
歯の脱臼・脱離　歯の外傷（破折）

歯の根の特徴

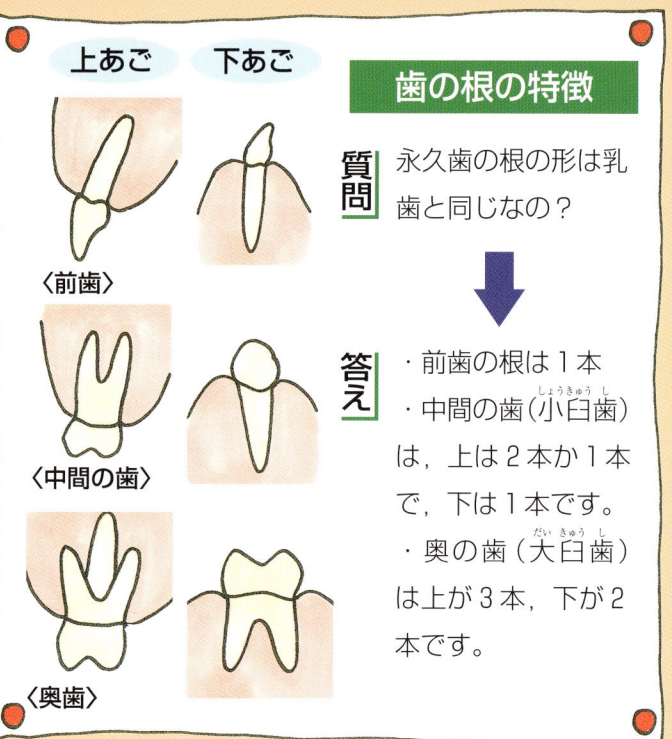

質問：永久歯の根の形は乳歯と同じなの？

答え：
・前歯の根は1本
・中間の歯（小臼歯）は，上は2本か1本で，下は1本です。
・奥の歯（大臼歯）は上が3本，下が2本です。

永久歯ってなに？〔大人の歯の話〕

　6歳ぐらいから徐々に生え始め，そのうちの何本かは乳歯と世代交代していく大人の歯，永久歯。この永久歯には，どんな特徴と役割があるのでしょうか？

【永久歯の数は？】

　永久歯が生えてくるのは，6歳頃からで，すべて生えそろうのは15歳ぐらいです。永久歯の数は，親知らずを除くと上下14本ずつで，この永久歯の生えてくる順番は，まず乳歯の一番奥の歯のうしろ側に6歳臼歯が生え，その後に乳歯の前歯，横の歯と生え替わり，最後に6歳臼歯の後に，一番後の歯が生えます。

【永久歯の特徴】

　永久歯は生えそろったら，一生大事に使い続けるものです。それゆえ，常に健康な状態に保つことが大切です。

　永久歯の色は，乳歯が白っぽいのに対して，黄白色をしています。歯の大きさは，乳歯と比較すると一般的には大きく，歯ぐきから顔を出している歯の頭の部分（歯冠）の高さが乳歯よりも高いのが特徴です。また，歯の中の神経が通っている部分である歯髄腔は，乳歯の大きさに比べると狭くなっています。永久歯の歯ならびには，歯が生えそろった後には，歯と歯の間の隙間はありません。乳歯の根は，曲がったり，大きく開いたりしていましたが，これは後から生える永久歯の歯胚があったためでした。けれども，永久歯は乳歯と入れ替わった後もずっと抜けることなく口の中にあり続ける必要から，前歯の根も，奥歯の根も乳歯よりも太く，がっしりしています。

　そのような乳歯よりも丈夫な永久歯でも，残念ながら，重度の齲蝕（むし歯）や歯槽膿漏（歯周病）または不慮の事故などにより，なくなることがあります。そして，永久歯はもう二度と生え替わることはありません。ですから，ふだんから歯みがきをきちんとして口の中をきれいに保ち，病気やケガから守ることが大切です。

　また，齲蝕や歯周病には必ずいろいろなサインがあります。鏡でのぞいたり，食事の時などに"何かいつもと違うなー"と思ったら，歯医者さんに診てもらうことも重要です。つまり，予防，早期発見，早期治療が，長い間歯を使い続けるための秘訣なのです。

チャートの使い方

　永久歯を取り上げました。永久歯の生え方や数や形，生え替わる時期などに関する質問が多いものです。永久歯の一般的な知識の解説にご活用ください。

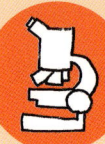# 口の中の仕組み早わかり ⑥

親知らず（智歯）の特徴

①数は全部生えれば4本
②18歳～24歳くらいで生えることが多い
③歯は小さめ
④根が開いておらず，曲がっていることもある
⑤一番奥なので，歯みがきしにくい
⑥曲がって生えたり，埋もれたままであることが多い

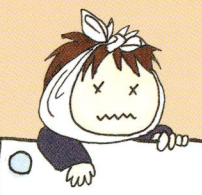
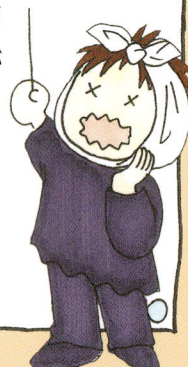

口を開けたところ

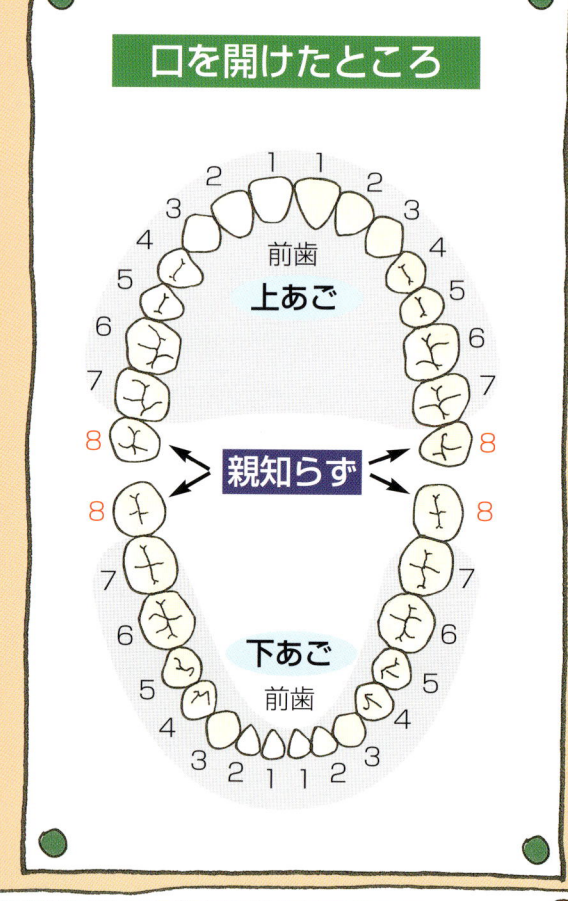

前歯 / 上あご / 親知らず / 下あご / 前歯

親知らずが痛むわけ！

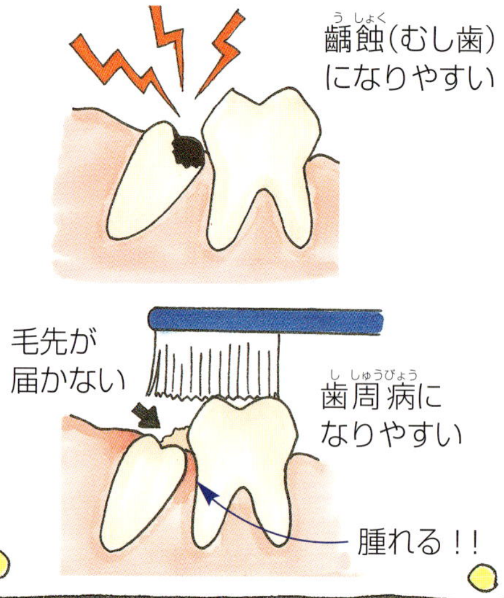

齲蝕（むし歯）になりやすい

毛先が届かない
歯周病になりやすい
腫れる!!

親知らずの生え方のいろいろ

上あご

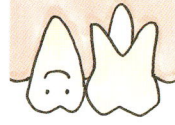 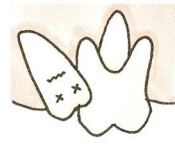 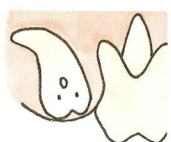

きちんと生えました／手前の歯にぶつかっています／歯ぐきの中に埋もれ，根が曲がっています

下あご

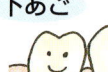 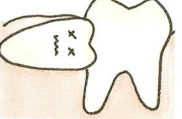 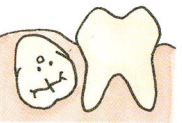

きちんと生えました／横になってしまいました／さらに90度真横に

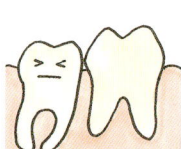 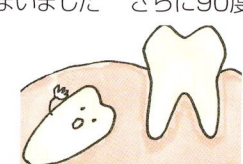

骨をしっかりつかまえています　遠いところに埋もれています

智歯ってなに？〔親知らずの話〕

みなさんは親知らずと聞くと，"大人になってから生える，痛んだり，腫れたり，トラブルの原因となる歯"というイメージがあると思います。ここでは，親知らずとはどんな歯で，なぜトラブルが起こりやすいのかを解説します。

【親知らずの数は？】

親知らずは，その多くは上あごと下あご，2本ずつ，合計4本あります。しかし，4本がきちんと生えそろうことはまれで，歯の元になる種はあっても，いろいろな理由で歯ぐきやあごの骨に埋もれたまま生えてこない場合と，最初から歯の種がない，すなわち先天欠如の場合とがあります。この理由として，親知らずは他の奥歯と比べると退化傾向にあることがあげられ，将来，私たちの体から消えていく運命にあります。

親知らずが生えてこないからといって，また逆に生えたからといって，それが何も悪さをしなければ，気にしなくてもよいのです。しかし，図に示したように，いろいろな生え方があって，しばしば皆さんや，治療する歯科医師を悩ませることになります。ちなみに，この親知らずが生えてくるのは，18歳から24歳頃ですが，個人差があり，かなり高齢になってから，突然生えてくることもあります。親知らずの名前の由来は，昔ならそろそろ親と死別する時期，または親から独立する時期に生えてくる歯という意味のようですが，正確には，智歯または第三大臼歯と呼ばれます。

【智歯の特徴】

歯の形の特徴は，他の奥歯に比較して全体的に小さく，歯のかむ面にある，とがっている部分（咬頭）の数も少なく，また根が十分開いておらず，くっつく傾向にあります。さらに場合によっては，根がねじれていたり，その先が曲がっていたり，骨を挟み込んでいることもあります。

【親知らずがトラブルを引き起こす原因は？】

親知らずが痛みや腫れを引き起こす原因は，大きく分けて2つあります。1つは歯が生えてくる段階で，歯ぐきや周りの歯に負担をかけて炎症を引き起こす場合，もう1つは，一番後ろの歯のために，歯が生えた後，その周りに汚れがたまりやすくなって齲蝕（むし歯）ができたり，歯ぐきに炎症が生じて歯周病になったりする場合です。ときには，その手前の奥歯を道連れにして，齲蝕や歯周病を引き起こしてしまう場合があります。

親知らずは，他の歯がすでに生えそろったところに生えようとするので，きちんと生えるためのスペースが不足していることが多く，歯の生え方が曲がったり，倒れたり，手前の歯にくっついたり，押したりするなど，さまざまな状態となるのです。日本人のあごが小さくなる傾向がある現在，この親知らずの引き起こすトラブルは当分の間続くことでしょう。

治療法としては，きちんと生えていない場合の多くは，残念ながら抜いてしまうケースが多いようです。これは，治療するにも歯が奥すぎたり，歯の形がおかしかったり，位置が悪かったりして，的確な治療ができないためです。

親知らずが生えている方には，なるべく汚れを付けない歯ブラシのテクニックを修得することをおすすめします。

チャートの使い方

親知らずを取り上げました。トラブルメーカーとなる場合が多い，親知らずについての一般的な知識の解説の際にご活用ください。

口の中の仕組み早わかり ⑦

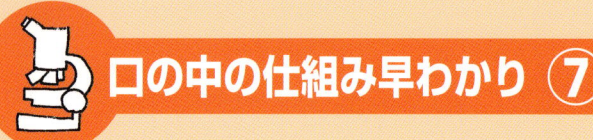

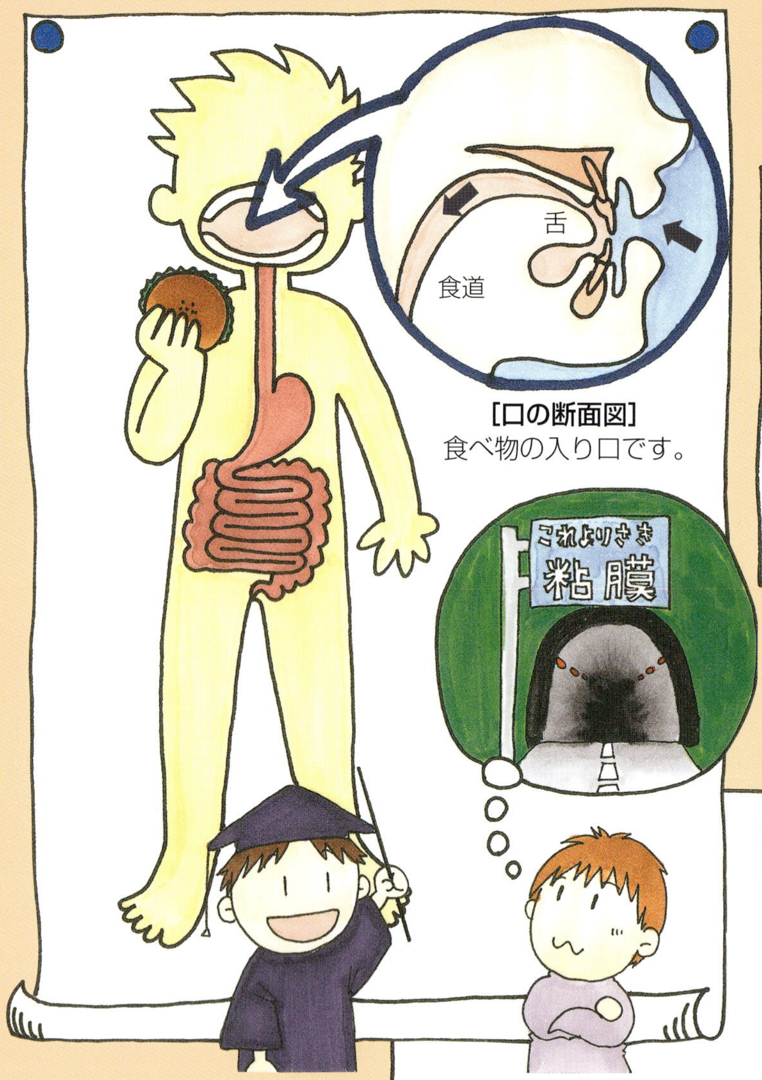

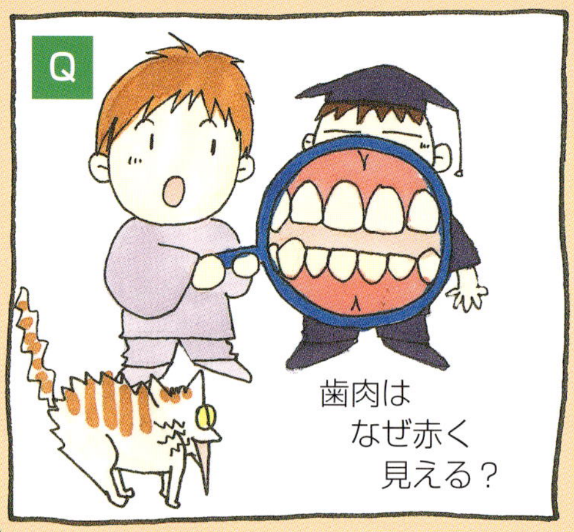

[口の断面図]
食べ物の入り口です。

舌
食道

これよりさき 粘膜

Q 歯肉はなぜ赤く見える？

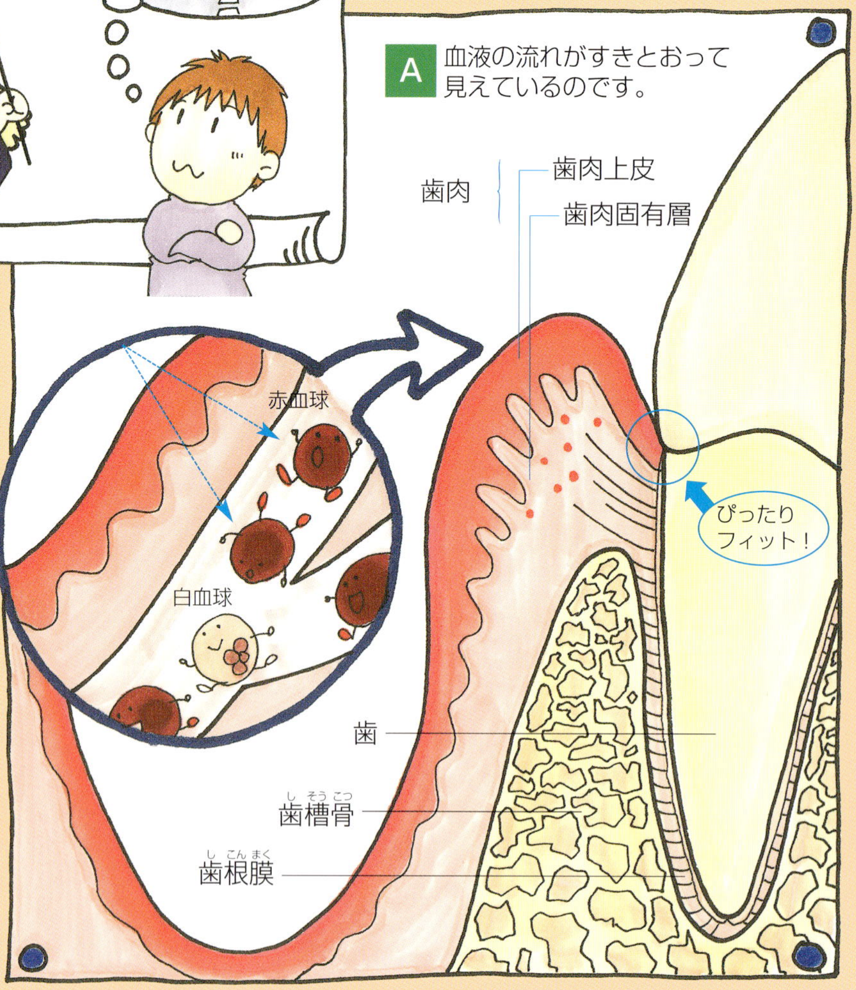

A 血液の流れがすきとおって見えているのです。

歯肉　　歯肉上皮
　　　　歯肉固有層

赤血球
白血球

ぴったりフィット！

歯
歯槽骨（しそうこつ）
歯根膜（しこんまく）

歯肉ってなに？〔歯の周りの組織〕

　口を開けると歯の周りに赤く見えている歯肉のお話をします。ふだん歯ぐきと呼んでいて，たまにやけどしたり，傷つけたり，出血したりすると，とても気になる場所です。この歯肉は口の中でとても大切な役割を担っています。

【歯肉の働き】
　私たちが食事をするときに，食べ物が触れるのは，唇，歯，舌や歯肉，そして歯槽粘膜などです。口の中で食べ物はかみ砕かれ，すりつぶされ，そして飲み込まれます。歯肉は，その表面が皮膚と同じく角化層という比較的丈夫な組織で覆われていて，ふつう食べ物をかんでいる最中に，食べ物のかけらがそこにぶつかったりしても傷つくことはありません。唾液は，かみ砕かれた食べ物と混ざり，飲み込み，消化するのを助けます。口の中はトンネルの入り口に似ていて，食べたものはその後，食道，胃，十二指腸，小腸，大腸などの消化管を経て消化・吸収され，肛門から便として排泄されます。このように，歯肉は歯とともに食べ物の嚥下，消化，吸収をサポートします。この歯肉は，歯の周りの組織である歯周組織のひとつにあげられます。
　歯肉の下には，歯槽骨と呼ばれる，歯の根を取り囲んで歯を支えている骨があります。歯肉は，手や足の皮膚が，その下の筋肉や，骨をカバーしているのと同じように，歯槽骨を守る役割を担っています。また，歯肉の一部は歯のくびのところで歯とフィットしていて，口の中の細菌などが体の中に潜り込もうとするのを防いでいます。こうして，骨や歯肉が歯を支えることによって，歯が揺れることなく，しっかりとかんで食事ができるのです。

【歯肉の構造】
　歯肉の構造は，大きく分けて2つあります。ひとつは表層の部分で，口の中に面している歯肉上皮，そしてその下層の部分の歯肉固有層です。歯肉上皮はさらに地層のように何層かに分かれていて，それぞれ役割の違う細胞が集まり，一番下の層では，細胞たちが新しく生まれ，角化層を作り上げていきます。
　歯肉固有層には，歯肉に弾力を与えるコラーゲン線維や，栄養を補給する毛細血管，神経，線維をつくる役割をもつ線維芽細胞や，組織の間を満たす液体成分があり，上皮や骨が正常な機能を発揮するのをサポートします。

【歯肉はなぜ赤い？】
　歯肉が赤く見えるのは，先に述べた角化層が薄いために，歯肉上皮を通して，歯肉固有層の毛細血管の中を流れる血液を見ているからなのです。そして歯肉に炎症が起きると，毛細血管が太くなり，血液の流れも多くなるために，より赤く見えてきます。場合によっては，歯肉上皮の構造が弱くなってしまい，簡単に上皮とその下の毛細血管が破れ，出血が生じる場合があります。
　歯肉に炎症が起こる原因のひとつは，歯のくびの部分に歯垢（プラーク）がついた場合です。よって，口の中をのぞいてみて，歯肉が赤くなっているのを発見したら，放っておかないで歯と歯ぐきをていねいにみがいてみましょう。

チャートの使い方

　歯肉を取り上げました。いつも簡単に鏡でのぞける部分なのですが，意外にその役割や構造については考えることは少ないようです。歯周病に伴う炎症のサインである発赤の原因の解説などの際にご活用ください。

口の中の仕組み早わかり ⑧

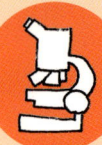
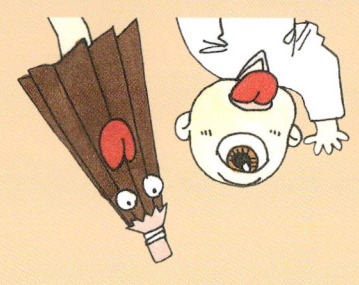
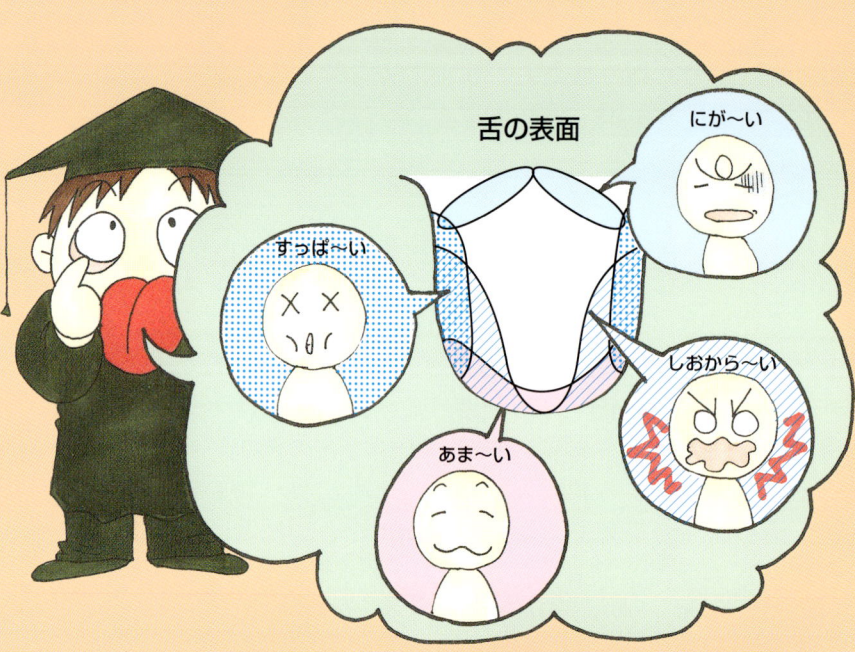
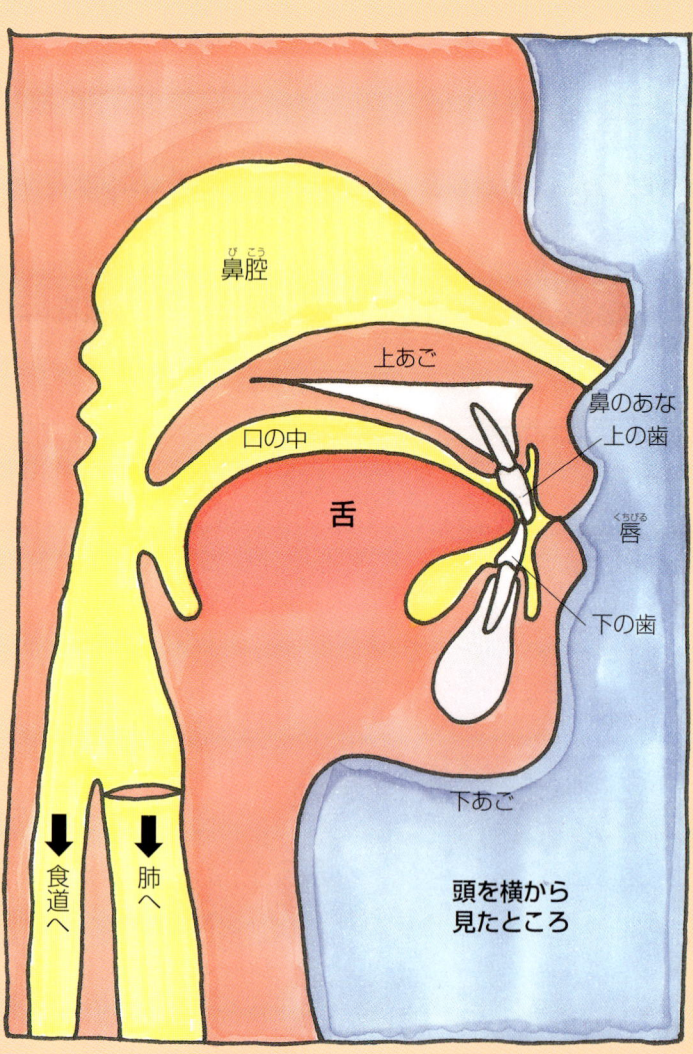
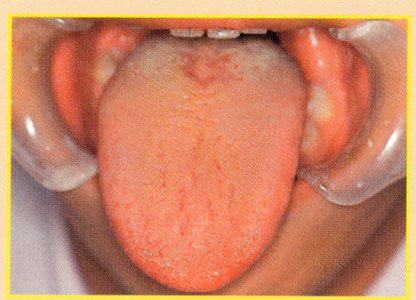
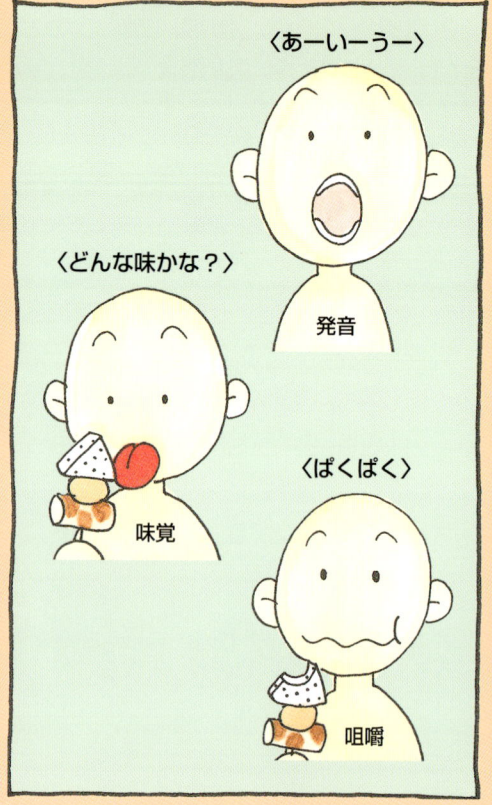

舌ってなに？〔舌の働き〕

みなさんも一度は"あっかんべー"とべろ（舌）を出したり，風邪などをひいたとき，舌をお医者さんに見せたりしたことがあると思います。口の中にあって，自由自在に動かせる舌の秘密をお話しします。

【舌の働き】

舌はいくつかの部分に分かれ，一番先の部分を舌尖，前のほうの3分の2は舌体，そして後ろの根元の部分を舌根といいます。

舌の大切な機能として，食べ物の味を感じること，食べ物を食べ，かみ砕き，それを飲み込んだりするときの補助の役目があります。また話をするときに，正確な発音ができるのも，舌があってのことです。

【味覚を感じる仕組み】

どうして舌は，味を感じることができるのでしょうか？

私たちのふだん感じている味とは，化学感覚の1つで，甘味，酸味，塩味，苦味，（旨味）の5種類があります。そして，私たちの口の中の粘膜の表面には，味蕾細胞という，それらの味を感じる細胞があり，舌の表面にとくに多く集まっています。

ホ乳類では，舌の味蕾細胞が，水に溶けた味のある物質の情報を受け取り，それが味覚神経を通じて脳に伝えられ，"味"として認識されるのです。私たちの舌では，旨味をのぞいた4種類の味を，それぞれ感じる場所が異なっています。つまり，甘味は舌尖部，苦味は舌根部，酸味は舌の縁の部分，塩味は舌の表面の前方部で感じます。このように，舌は，食べ物や飲み物の味を分析するセンサーの役割を果たしているのです。

【舌の運動】

舌は乳児の頃，お母さんのおっぱいをしゃぶり，吸うときに大活躍して以来，私たちの食事の際にはフル稼働しています。口に入った食べ物を，歯のかむ側に押しやったり，かみ砕かれたものを，のどのほうに押しやり，飲み込むきっかけを作ったりするのも，舌の役目です。これは舌が筋肉の固まりで，平らになったり，幅を狭めたり，うまい具合に形を変えたりすることが可能だからできるのです。

また，発音するときにも，舌は大活躍します。英会話の勉強などで，舌の使い方によって，声の出方がずいぶん違うことを経験された方も多いと思います。入れ歯を初めて入れた方は，舌の動きが思うようにいかず，慣れるまで思うように話ができなくなることもあります。

このように舌は，歯や歯肉，頬の粘膜とスクラムを組んで，私たちの日常生活を快適にすることに大いに貢献しているのです。

チャートの使い方

舌を取り上げました。歯と違って，筋肉を利用してダイナミックに動き，片や味覚センサーでもある舌。その役割の解説の際にご活用ください。

口の中の仕組み早わかり ⑨

唾液の性質

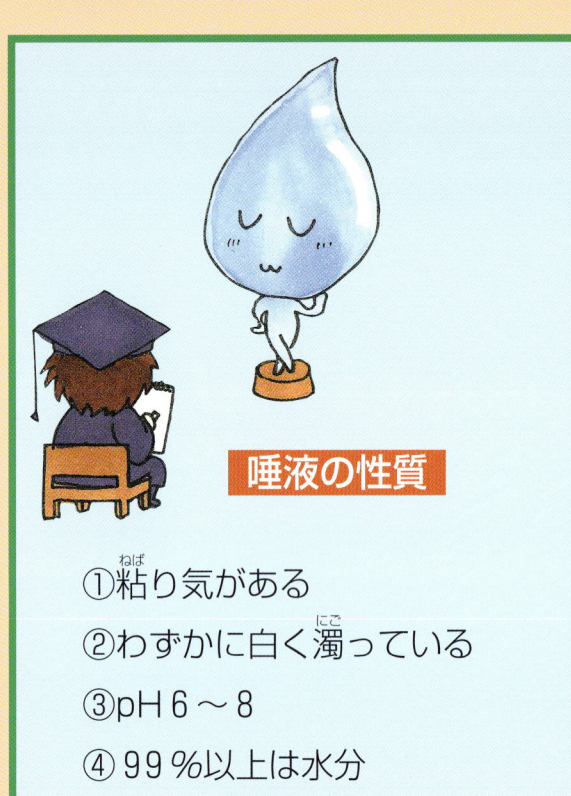

① 粘り気がある
② わずかに白く濁っている
③ pH 6〜8
④ 99％以上は水分

唾液の役割

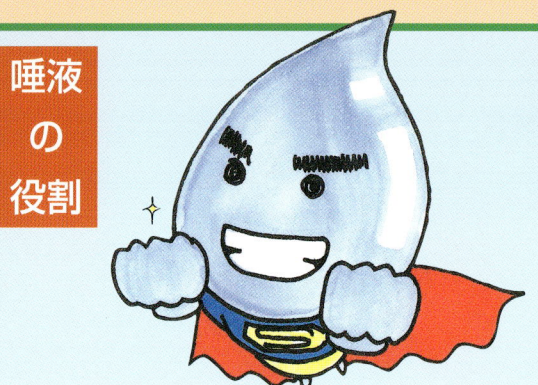

① 消化作用（唾液アミラーゼ）
② 食べたり，飲み込むときの補助
③ 口の中の動きをスムーズにする
④ 食べ物の味を溶かす
⑤ 口の中を洗う
⑥ バイ菌をやっつける

● 大唾液腺
　顎下腺
　耳下腺
　舌下腺
● 小唾液腺
　舌
　口蓋・歯肉
　粘膜……など
＊小唾液腺はたくさんある

唾液の出る所（唾液腺）

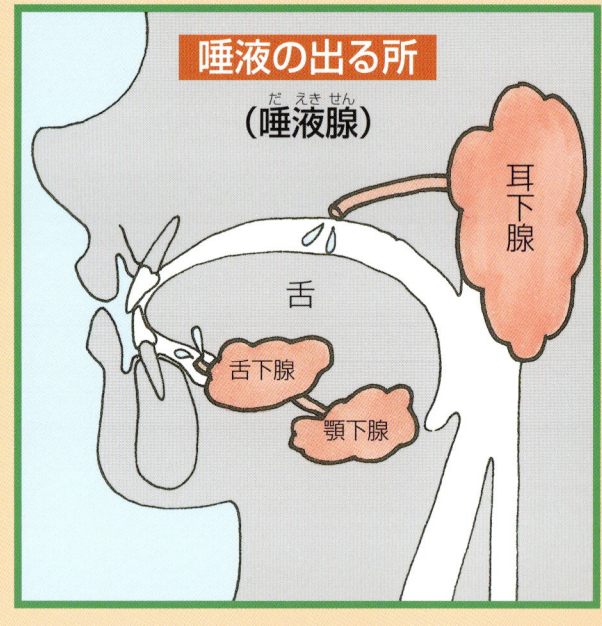

耳下腺
舌
舌下腺
顎下腺

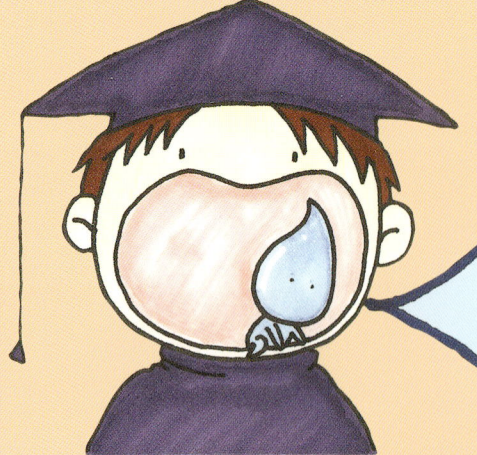

唾液の中にあるもの

● 食べかす　　● 口の中の組織細胞のかけら
● 微生物　　　● 歯肉溝滲出液
● 細菌の出したいろいろなもの
● 鼻汁・気道からの分泌物

唾液ってなに？〔つばの話〕

"つば"すなわち"唾液"のお話です。つばは，梅干しやレモンなどを見ると，口の中にじわっと沸いてくる不思議な液体です。この液体の謎にせまってみましょう。

【唾液の働き】

唾液はわずかに白く濁った液体で，その役割はいくつかあります。まず食べ物を飲み込みやすくし，消化を助ける，ほっぺたや舌を動かして，スムーズにしゃべる際の潤滑油の働きをする，口の中を洗浄する，そして最後に口の中に入り込む外敵から体を守る作用です。

唾液の出る場所は，口の中の歯肉に数多くありますが，たくさん出る場所と少ない場所とに分かれています。唾液がたくさん出る場所を大唾液腺，少ない場所を小唾液腺と呼びます。

大唾液腺は，耳下腺・顎下腺・舌下腺と呼ばれる3つがあり，耳下腺は耳の手前，顎下腺は左右のあごの下，舌下腺は舌の下にあります。この大唾液腺で唾液は作られて，導管という管を通って口の中に出てきますが，大唾液腺からの唾液の出る場所は決まっていて，耳下腺からの唾液が出る穴は，上の奥歯である第二大臼歯のほっぺた側に左右2箇所あります。また，顎下腺・舌下腺からの唾液の出る穴は，舌の下側にあります。

小唾液腺は歯肉や舌，粘膜のいろいろな場所にあり，大唾液腺ほどの量ではありませんが，唾液を分泌しています。

食べ物が口に入ると，唾液の量が増え，歯が食べ物を細かくすることに役立ちます。また，食べ物の中の成分が唾液に溶けて，それが舌の上の味を感じる細胞に働きかけ，いろいろな味を感じることができるようになります。

唾液の中にはさまざまな成分があります。その中でも重要なものは，食べ物を消化する酵素と抗菌物質と呼ばれる，細菌を殺すことのできる抗体の一種です。動物たちがお互いに傷口をなめあったり，私たちが指などを傷つけると，つい傷ついた場所を口に運んでなめてしまうことがよくありますが，これは唾液の中に傷が化膿しないように働く抗菌物質があることを，本能的に知っているためなのかもしれません。

唾液の中にはアミラーゼという，でんぷんを分解する酵素が含まれています。ご飯やパンをゆっくりと長い間かんでいると，なんとなく甘くなってくるのは，この酵素の働きで，でんぷんがマルトースやグルコースなどの糖分になるからなのです。つまり，食べ物の消化は，胃や腸へ行く前に，すでに口に入ったときから始まっているのです。

さらに，唾液には口の中を洗い流して，歯や歯ぐきに食べ物のかすなどが溜まらないようにする作用があります。これを自浄作用と呼びますが，実際には齲蝕（むし歯）や歯周病の原因であるプラークは歯にべっとりとくっついているので，唾液の働きを過信せず，歯みがきをしっかりとやりましょう。

チャートの使い方

唾液を取り上げました。いつも自然に出てきて口の中をぬらしてくれる不思議な液体ですが，この唾液が出なくなると大変なことになります。さまざまな働きをもつ唾液についての説明の際にご活用ください。

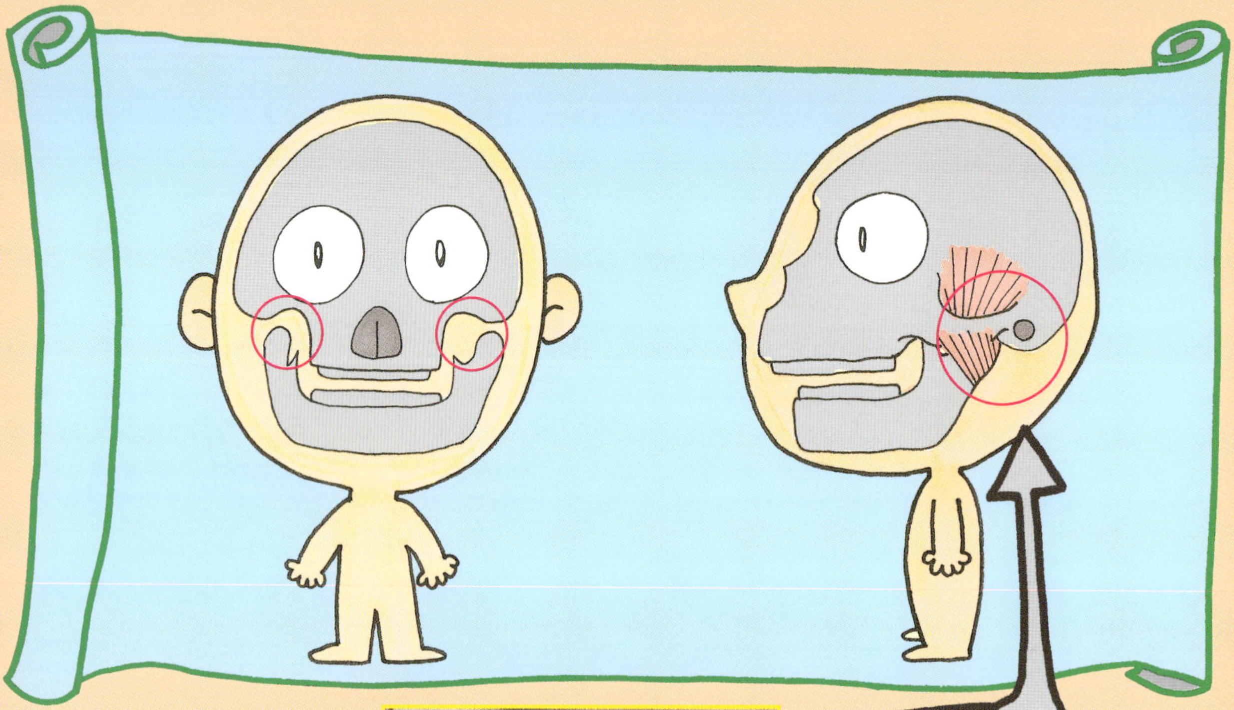

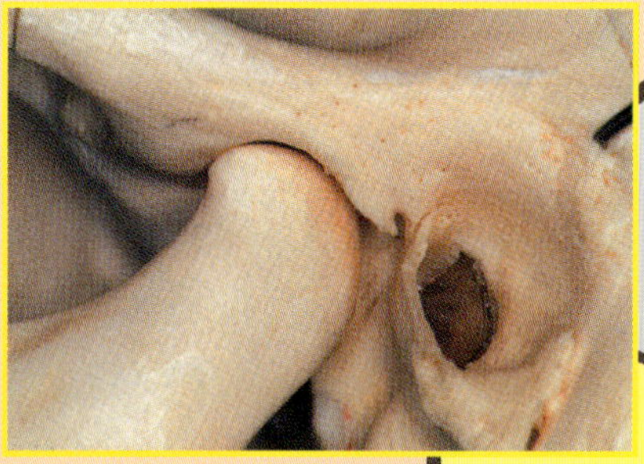

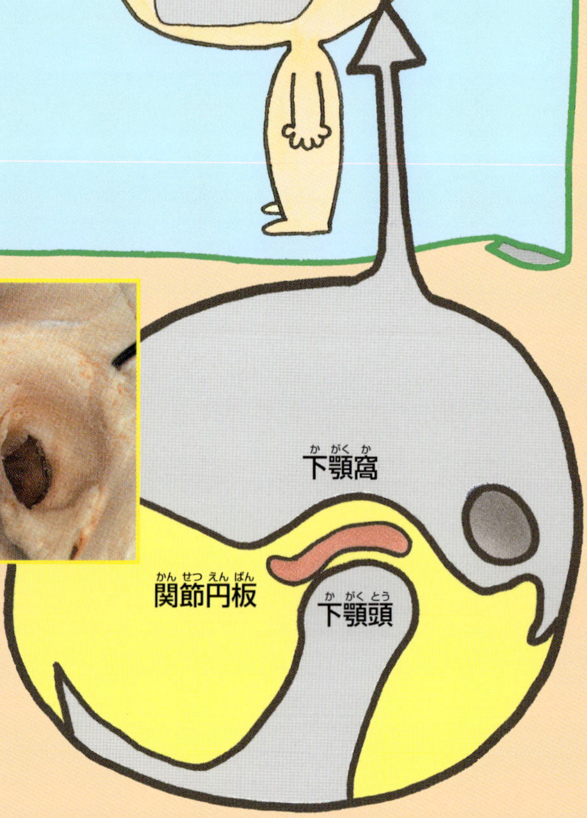

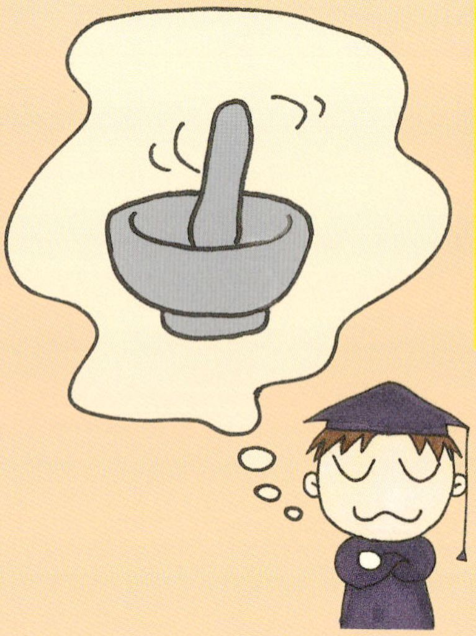

口の中の仕組み早わかり ⑩

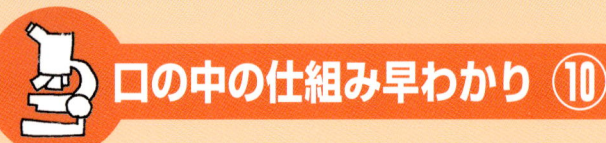

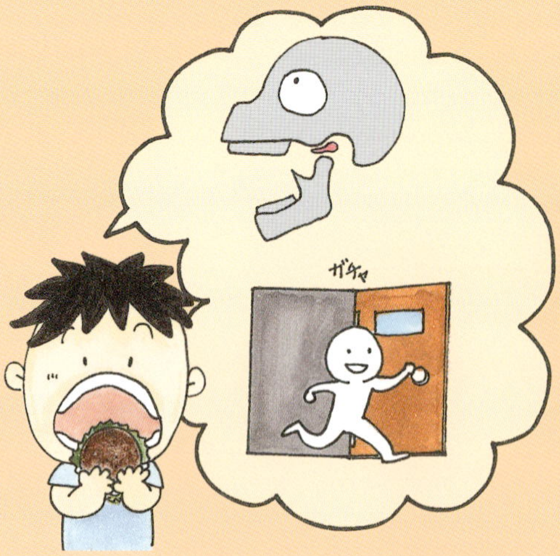

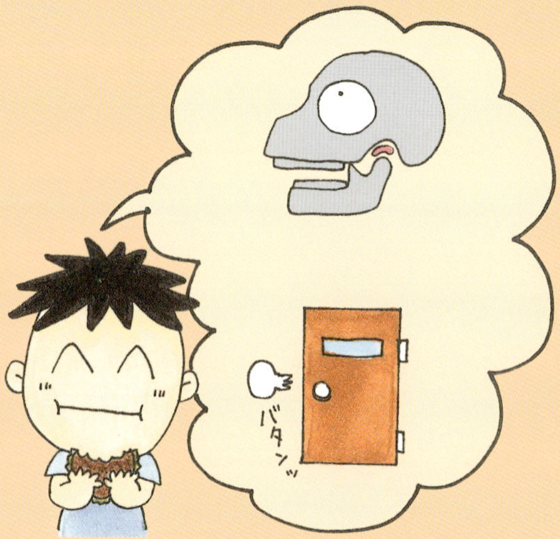

顎関節ってなに？〔あごが動く仕組み〕

"顎関節"すなわち"あごのかんせつ"の話です。私たちが下あごを動かして口を開き，閉じ，左右に自由に動かすことができるのは，下あごの動きを司る筋肉と，この顎関節があるからです。

【顎関節はどこにある？】

上顎（上あご）と下顎（下あご）の接している部分には，ドアの蝶つがいと同じように，口を開け閉めしたりするときに使われる，上顎には左右のくぼみ（下顎窩），下顎には左右の突起（下顎頭）の構造があります。この2つがすり鉢とすりこぎの関係のようにかみ合いながら動いて，下顎をスムーズに動かしていきます。そして，この部分を顎関節と呼びます。実際には，下顎窩と下顎頭の骨どうしですり合っているのではなくて，関節円板というやわらかい骨（軟骨）が間に挟まって，動きをよりスムーズにしています。手や足の関節も，似たような仕組みになっています。

左右の耳の穴からやや前方の部分に人差し指を当てて，大きく口を開けてみてください。中で動くものを感じ取ることができます。これが，顎関節の部分で，実際には，下顎頭の動きを感じていることになります。

【顎関節の役目】

これはなんといっても，先に述べたように下顎をスムーズに動かして，口を開けたり，閉じたり，左右に動かしたりすることです。実際には，下顎は上顎と靱帯や筋肉によってつながれていて，左右の顎関節の部分を支点に動いています。筋肉や靱帯が操り人形の糸だとすると，下顎骨は自在に動く人形ということになります。

イラストでは，ドアのように口を開けて，閉じるという，単純な蝶番運動を紹介していますが，それ以外に，下顎骨を左右に動かして奥歯のかむ側で食べ物をすりつぶしたりすることもできます（臼磨運動）。これは，かむという蝶番運動しかできない犬や猫よりも進化している点です。

あごがはずれるという状態は，ふつうに口を開けた状態よりも，下顎頭が下顎窩より前に出すぎてしまった状態を指します。本当にはずれてしまっているわけではないので安心してください。

また，顎関節の動きは，かみ合わせや，あごの筋肉などの動きに不調和がでると，その影響を受けておかしくなってきます。顎関節の部分で，ポキポキと音がしたり，痛みを感じたりしたら，顎関節症という状態になっている可能性もあります。その場合は，一度歯科医師に相談してみてください。

チャートの使い方

顎関節を取り上げました。近年，顎関節症の症状を訴える方が増えてきています。あごの関節の構造の説明の際にご活用ください。

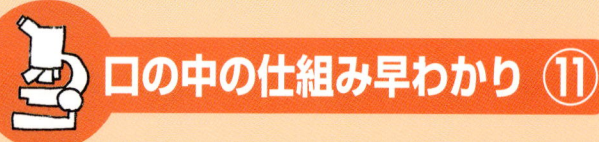

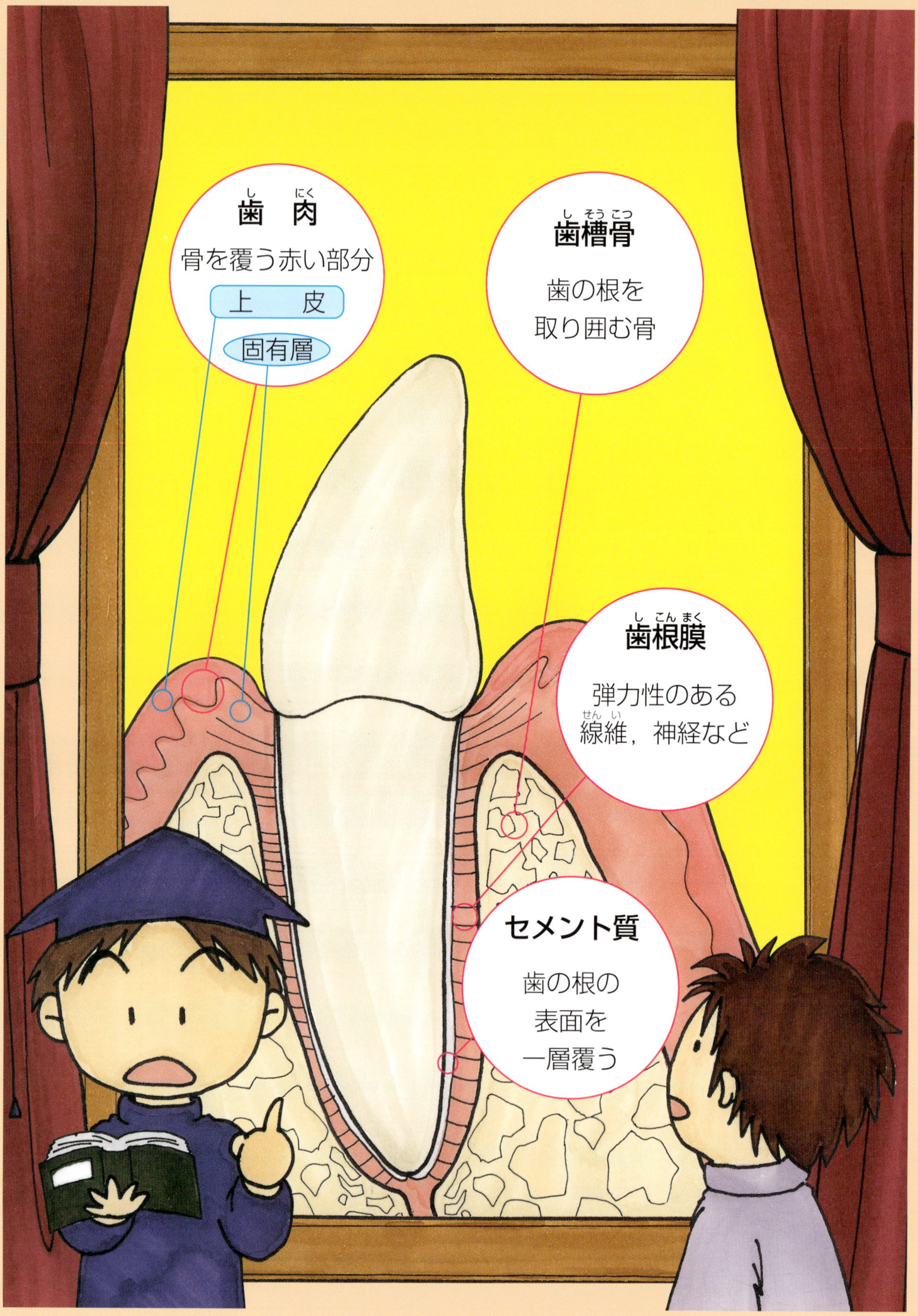
歯肉
骨を覆う赤い部分
上皮
固有層
歯槽骨
歯の根を取り囲む骨
歯根膜
弾力性のある線維，神経など
セメント質
歯の根の表面を一層覆う

歯周組織ってなに？〔歯の周りの組織の仕組み〕

　歯の周りにあって，歯を支えている歯周組織についてのお話です。歯周組織は4つの部分をいい，歯肉，歯槽骨，歯根膜，そしてセメント質です。

【歯周組織の働きは？】
　私たちが口の中をのぞいたときに見えるのは，歯，舌，それ以外の赤いやわらかい部分である歯肉，そして歯槽粘膜です。この歯肉を一皮むくと，その下には歯を取り囲む骨があります。
　健康な状態で，歯が大きく揺れたり，抜けたりもせず，食べ物をかんだり，すりつぶすことが自由にできるのは，歯の周りに歯周組織があるからです。すなわち，ちょうど家やビルディングの基礎のように，歯をしっかりとサポートする役割を担っています。
　では，それぞれの組織の特徴を見ていきましょう。

【歯　肉】
　歯のくびのところで歯にしっかりとくっつき，歯の周りの骨を覆い隠し，口の中の病原菌が歯の周囲に入り込むのを防いでいます。これは大きく2つの部分に分けられ，表層の部分の歯肉上皮と，その下の血管や神経，弾力のあるコラーゲン線維が豊富な歯肉固有層があります。

【歯槽骨と歯根膜】
　歯槽骨は，歯の根の部分をしっかりと取り囲んでいますが，歯と直接くっついているのではなくて，歯の表面と歯槽骨との間に歯根膜と呼ばれるコラーゲン線維が張りめぐらされています。この歯根膜は，歯にかかった力をハンモックのようにやわらかく受け止め，そしてかみ具合を神経を通じて脳に伝える役割を果たしています。私たちが食べ物の存在や硬さを感じ，かむ力を微妙に調整することができるのは，この組織があるからなのです。

【セメント質】
　歯根膜は一方が歯槽骨，もう一方は歯の表面のセメント質と呼ばれる部分に入り込んでいます。このセメント質は歯の根の大部分を占める象牙質を一層覆っています。歯の頭の部分であるエナメル質は，ダイヤモンドなみの硬さがあるといわれていますが，セメント質は比較的やわらかく，その厚さが増えたり，減ったりします。
　歯周病はこれらの歯周組織を壊してしまう病気です。まず歯周病菌が歯のくびのところから歯周組織に入り込もうとすることに対し，私たちの体が抵抗し，炎症が生じることから始まります。やがて歯肉が腫れて出血し，歯根膜の構造が破壊され，歯槽骨が溶けてなくなり，セメント質が細菌によって汚れてしまいます。この病気が進行すると，歯が自然に抜けてしまう場合があります。

チャートの使い方

　歯をサポートする組織，歯周組織を取り上げました。ふだんは見ることのできない歯肉の下の世界の説明の際にご活用ください。

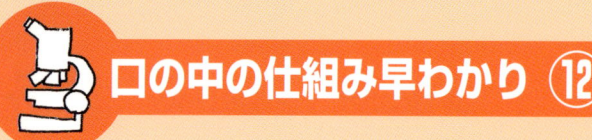

口の中の仕組み早わかり ⑫

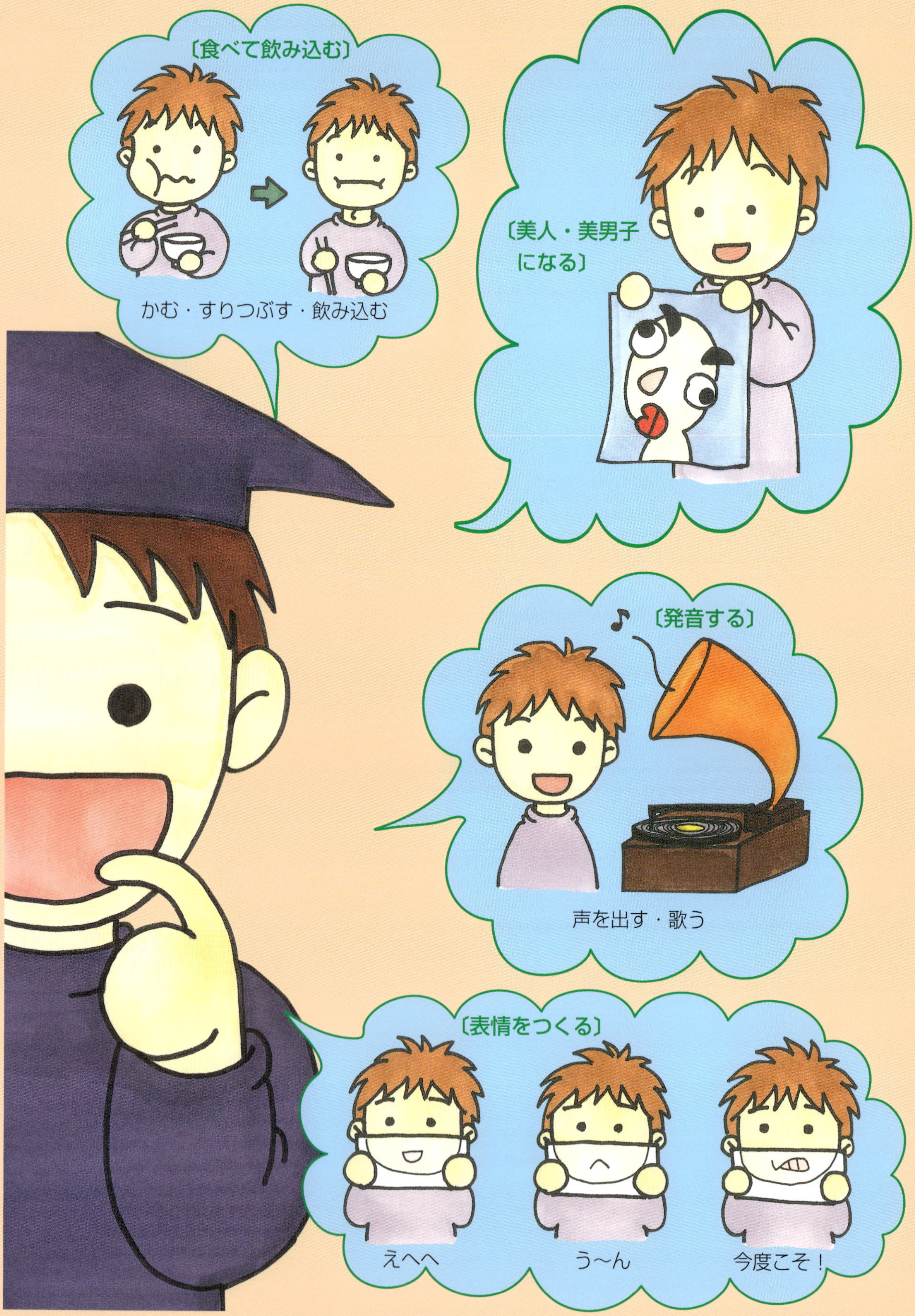

〔食べて飲み込む〕
かむ・すりつぶす・飲み込む

〔美人・美男子になる〕

〔発音する〕
声を出す・歌う

〔表情をつくる〕
えへへ　　う～ん　　今度こそ！

──口の働きってなに？〔さまざまな組織の織りなすハーモニー〕

【口の中には何がある？】
　口の中では歯やあごの骨，筋肉，歯周組織，粘膜，唾液などがそれぞれの役割を担っています。
　しかし，それぞれの部分が好き勝手に働いていたのでは，せっかくの能力を発揮することができません。各器官の働きがうまく調和することによって，さまざまなことができるのです。

【食べて飲み込む】
　食べ物が口に入ると，次に何が起こるのでしょうか？　まず唇が閉じ，その後下あごが動くことによって歯と歯がかみ合わさり，すり合わされて食べ物がちぎれ，細かくなります。その最中に，舌やほっぺたの筋肉が協力して食べ物が歯のかむ側に乗っかりやすくし，さらに細かくなるようにします。また，舌が唾液と食べ物を混ぜ合わせて，作業が円滑にいくようにします。食べ物が十分小さくなると，ほっぺたや舌の働きによって，のどの奥へと運ばれ，飲み込まれていきます。

【発音する】
　声のもとを作るのは声帯ですが，私たちが聞きやすい声を作り上げるのは，舌やほっぺたがうまい具合に動いて，音を口の中で共鳴させるからです。たとえば「ちゃ，ちぃ，ちゅ，ちぇ，ちょ」「ぱ，ぴ，ぷ，ぺ，ぽ」といってみてください。舌やほっぺたなどの動きが，それぞれ違うことがよくおわかりになると思います。

【表情をつくる】
　口の周りの皮膚の下には，顔の表情をつくる筋肉である表情筋がいくつかあって，皮膚を動かして表情を変化させることに役立っています。笑ったとき，怒ったとき，泣いたとき，ふくれたときに，または酸っぱいものを食べたとき，苦いものを食べたときなど，唇やほっぺたの形から，他の人がその人の感情を読みとることもできます。

【美人・美男子になる】
　明眸皓歯という言葉があります。美人の形容詞で，明るい目元と，白く美しい歯という意味です。笑ったときに見えるきれいな歯ならびや白い歯の色がその人をより美しく見せるのは，テレビのコマーシャルなどでもおなじみの光景です。欧米人は写真を撮る際に，男性も女性もほとんどの人ににっこりと歯を見せるのも，明眸皓歯効果をねらっているのでしょうか？
　歯の白さや歯ならびは，美人・美男子をつくるのに役に立っているようです。

チャートの使い方

　口の中のそれぞれの組織の協力関係で成り立つ，口腔機能について紹介しました。どれひとつが欠けても，何かの不都合が生じてくるものです。
　歯やそのパートナーたちの働きの説明の際にご活用ください。

第 2 章

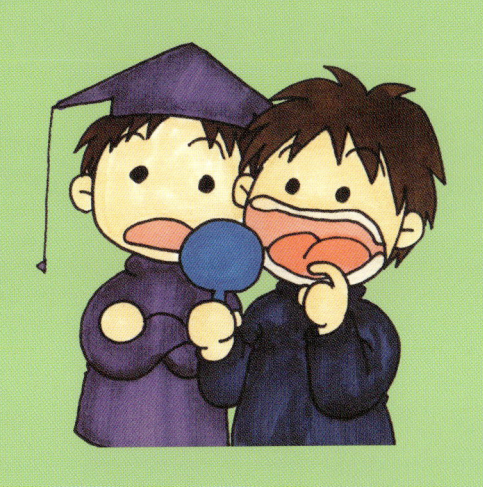

口の中の病気が
できる仕組み

口の中の病気ができる仕組み ①

プラーク＝歯垢（しこう）＝バイオフィルム

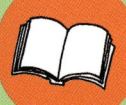

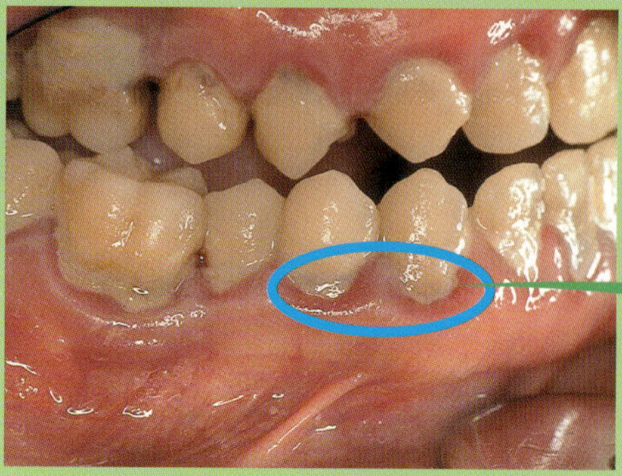

プラークの付着

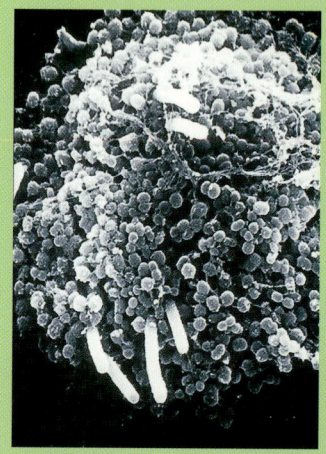

プラークは細菌などの固まり

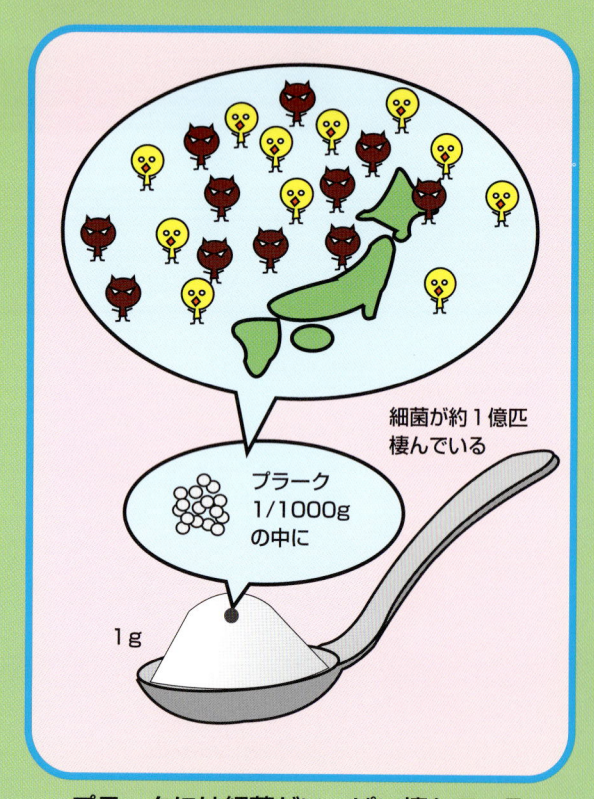

プラーク 1/1000g の中に 細菌が約1億匹棲んでいる

1g

プラークには細菌がいっぱい棲んでいる

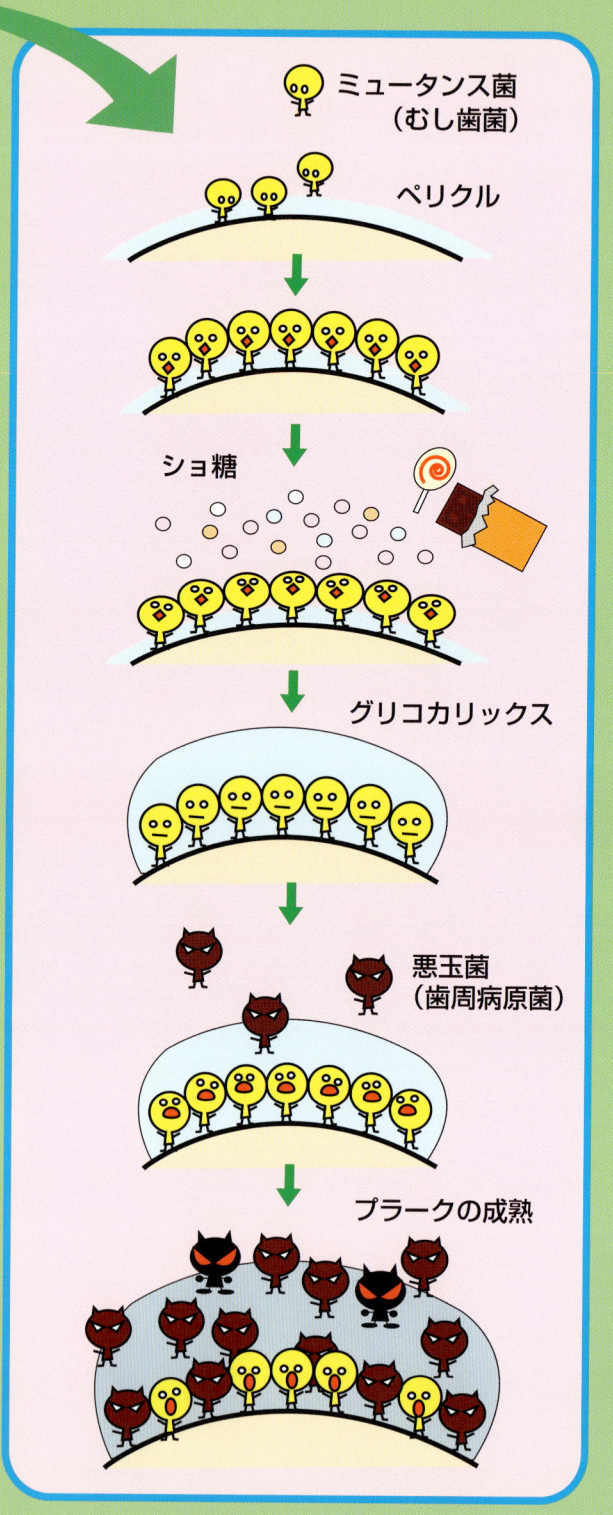

プラークのでき方

ミュータンス菌（むし歯菌）

ペリクル

↓

↓

ショ糖

↓

グリコカリックス

↓

悪玉菌（歯周病原菌）

↓

プラークの成熟

プラークとは？

　私たちが歯を失う原因のほとんどは，齲蝕（むし歯）と歯周病（歯槽膿漏）によるものです。この歯科の2大疾患の原因は同じもので，プラーク，バイオフィルムまたは歯垢などと呼ばれています。
　この正体を一口にいってしまうと，歯の表面に付着する細菌の固まりです。色はうす黄色で，ネバネバ，ヌルヌルした感じで，歯をみがかないでいると，ほんの1日で歯の表面を覆うようになります。

【プラークの中に細菌はどのくらいいるの？】
　このプラークの1/1000gの中には，1億を超える細菌が棲みついています。ピンとこないかもしれませんが，小さなスプーン1杯の砂糖が約1gですので，その1000分の1の量の中に，日本の人口と同じぐらいの細菌などの微生物が棲みついているのです。この細菌たちは，もともとは私たちの口の中の歯肉や粘膜や舌（べろ），唾液（つば）などに潜んでいたのですが，より棲みやすい環境のプラークを見つけて移り住んできたのです。

【プラークのでき方】
　歯ブラシをしても，歯の表面にはペリクルという，唾液からの成分である糖タンパク質が，すぐに薄い皮膜を作ります。この皮膜に齲蝕などの原因となるストレプトコッカスミュータンス菌（むし歯）などがくっつきます。くっついた菌は，食べ物の中のショ糖を使って，グリコカリックスというネバネバした物質を作って，自分たちの周りをテントのように覆いはじめます。そしてこうなるとしめたもの。細菌たちにとって，とても棲みやすい環境となります。ミュータンス菌は齲蝕を作り，またこの状態が数日続くと，今度はこの棲みやすい環境をねらって，とても凶悪な細菌（悪玉菌）たちが侵入して増えてきます。
　この悪玉菌たちからできているプラークは歯周病の原因となり，歯ぐきを腫らし，血や膿を出したり，歯の周りの骨を溶かしたりすることに関係します。またこのプラークは，外からの抗生剤や唾液の中の抗菌成分の攻撃が内部に及ぶのを防御する，いわゆるバリアとなります。

【プラークを取り除く方法は？】
　このプラークの脅威を取り除く方法で一番簡単な方法は，何かおわかりでしょうか？
　そうです。歯ブラシの毛先で細菌たちの巣を破壊し，掻き取ること，すなわちブラッシングです。また，甘い物の入っているやわらかい食べ物は，プラークができるのを手助けするので，繊維質の野菜などを積極的に食べ，プラークをつきにくくする方法もあります。
　いずれにしても，"プラークがついたらすみやかに取り除くこと"——これが，お口の健康を保つ秘訣です。

チャートの使い方

　"口の中の病気ができる仕組み"として，口腔内最大の病原因子である，プラーク（細菌性プラーク）を取り上げました。口腔清掃指導時の教材として，プラークコントロールの重要性の説明の際にお使いください。

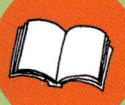

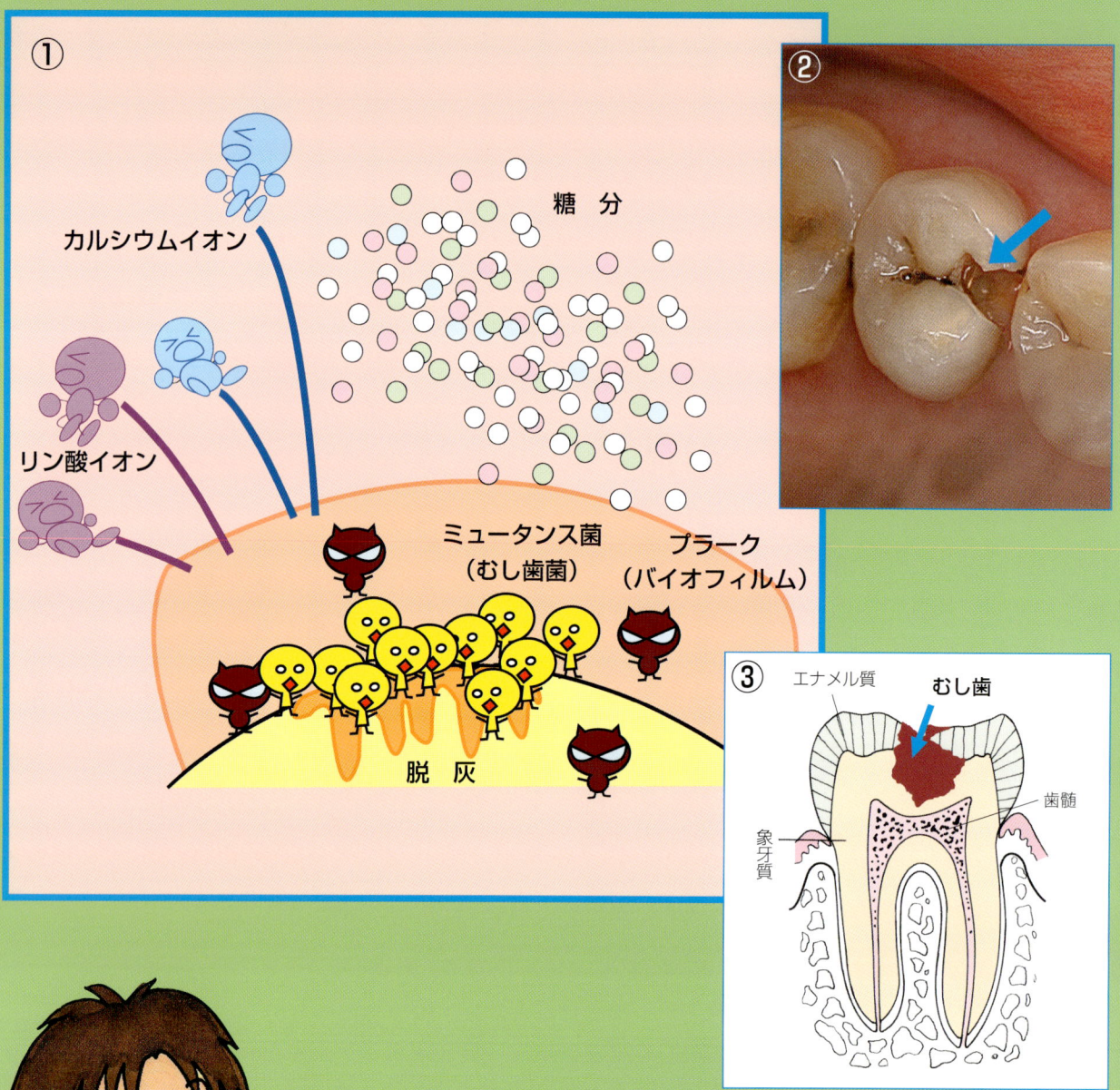

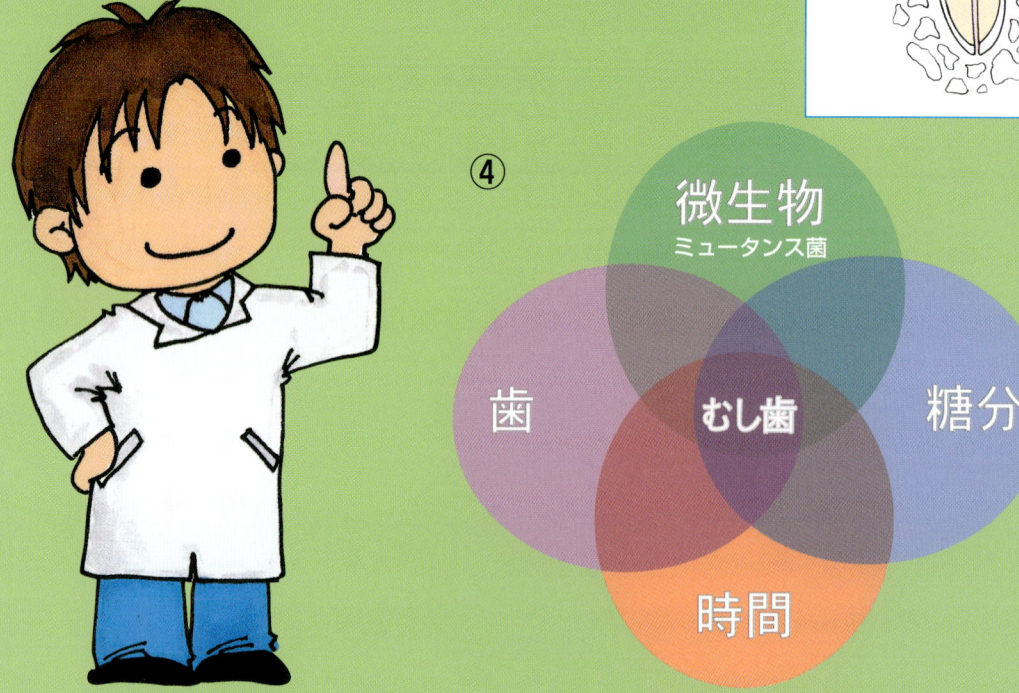

口の中の病気ができる仕組み ②

① カルシウムイオン
リン酸イオン
糖分
ミュータンス菌（むし歯菌）
プラーク（バイオフィルム）
脱灰

②

③ エナメル質　むし歯　歯髄　象牙質

④ 微生物（ミュータンス菌）
歯　むし歯　糖分
時間

齲蝕（むし歯）のでき方

　歯の表面に穴があき，放っておくと穴はどんどん広がって深くなり，やがて冷たいもの，熱いものがしみるようになる，そして最後には，激痛!! さらに歯がぼろぼろと崩れはじめる。これが，齲蝕（むし歯）です。

　歯の表面は硬いはずなのに，どうしてこんなことになるのでしょうか？　これには，40～41ページでお話ししたプラーク（歯垢）が大きな役割を担っているのです。

【プラークが歯を溶かす】①②③

　プラークは，歯に付着した細菌などの微生物の巣です。そして，ストレプトコッカスミュータンス菌〈ミュータンス菌〉（むし歯菌）は酸を産生して，歯の構造からカルシウムイオンやリン酸イオンなどの石灰化を保つ成分を徐々に奪う働きをするのです。これを脱灰と呼びます。この脱灰現象が起こると，緻密な硬い歯の表層のエナメル質の構造が崩れて，凹みができ，やがて穴になっていきます。つまり，プラークが歯に付着することから齲蝕は始まるのです。

【4つの輪】④

　では，口の中に必ず齲蝕はできるのでしょうか？　答えは"いいえ"です。齲蝕が作られるには，4つのキーワードがあることが知られています。まず，プラークの材料であるショ糖（砂糖）が，食事の際に口の中に入ること（基質の存在）。これはプラークづくりの原料になります。次に，それを使ってプラークを作る働きをするミュータンス菌が口の中にいること（細菌の存在）。ショ糖からプラークを作る職人たちです。さらに，そこに歯があること（宿主の存在）。プラークがくっついて，齲蝕が作られる作業現場の提供です。歯がなければ齲蝕はできませんね。そして，歯が脱灰される時間があることです（時間の介在）。齲蝕づくりには，酸を使って歯を溶かすための労働時間が必要です。このどれが欠けても，齲蝕にはならないのです。

【齲蝕予防の決め手】

　それは，この4つの輪が重なる機会を作らないことです。たとえば甘い物を食べなくて，ショ糖が口の中に入ってこなければ，プラークが作られることはなく，齲蝕もできません。また，ショ糖がたくさんある環境で歯の表面にプラークが作られはじめても，脱灰が起こる時間を与えずに，歯みがきなどでプラークをきれいに取り去ってしまえば，それ以上齲蝕が進むことはないのです。つまり，歯ブラシの毛先が，プラークという細菌の巣を破壊し，齲蝕ができやすい環境を破壊してしまうのです。環境破壊は地球にとっては困りますが，口の中のプラークの細菌たちの巣に対しては，どんどん環境破壊を行う必要があります。よって，こういう環境を口の中に提供しないように日々の生活習慣を改善していくことが，齲蝕予防にとって重要なことです。

チャートの使い方

　齲蝕（むし歯）のでき方を取り上げました。40～41ページの「プラークとは？」と併せて，齲蝕進行の仕組み，ニューブラン博士が時間を加えて完成させた4つの輪，そして齲蝕予防の一番の味方であるブラッシングによるプラークコントロールの重要性の説明などの際にお使いください。

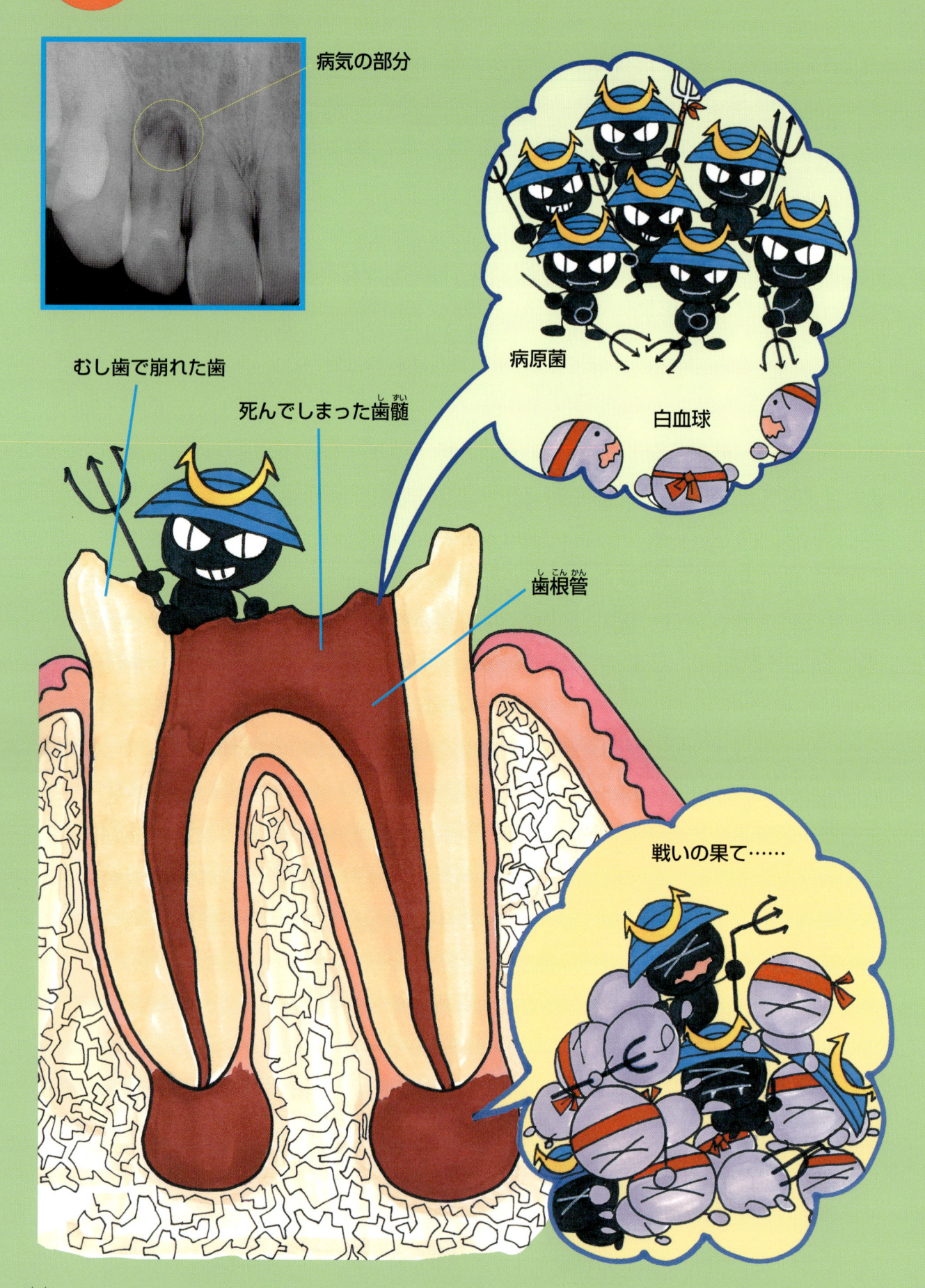

口の中の病気ができる仕組み ③

病気の部分

むし歯で崩れた歯

死んでしまった歯髄

病原菌

白血球

歯根管

戦いの果て……

44

歯の根の先の病気のでき方

　齲蝕(むし歯)で歯に穴があいたのに，放置して痛みがあるのにじっと我慢。たびたび訪れる激痛も痛み止めなどでごまかし，上手に(?)付き合っているうちに，いつの間にか痛みがなくなってきた。ここで，「これはしめた！　治ったんだ」などと安心してはいけません。

　実はもっと恐ろしいことになっているのです。この状態を放置しておき，歯医者さんでレントゲンを撮ると，「歯の根の先に病気の影がありますよ」といわれることになります。ここでは，この根の先の病気のお話をします。

【きっかけは齲蝕】

　「口の中の病気ができる仕組み②」(42～43ページ)で，齲蝕は歯に穴をあけ，最後には歯の形を崩して，歯の中の神経(歯髄)に病原菌の感染を引き起こすことをお話ししました。齲蝕ができてしばらくたつと，齲蝕の部分が歯髄に届いて，その中に病原菌が侵入して炎症が起こるために，歯髄の中の神経が悲鳴をあげて，歯がシクシク，またはズキズキと痛みます。これは，生きている歯髄が苦しんでいる証拠です。この歯髄組織は，根の先の穴から歯根膜や骨の中へと伸び，歯に受けた刺激に関する情報を脳に伝えています。よってここで痛みを感じるのは，齲蝕などの進行をキャッチして，歯が「苦しい！　早く治してくれ」と必死で訴えているのです。

　でも，その希望をかなえずに放置しておくと，やがて歯髄は病原菌の攻撃に負けて，死んでしまうのです。そして，歯髄は腐り，歯髄があった場所は病原菌の巣になります。歯根管の中の歯髄は根の先から外へとつながっていますので，病原菌はそこから外へ出て，そこでさらに巣を作りはじめ，根の周りのやわらかい組織(歯根膜)や，周りを取り囲む骨を溶かしはじめます。この巣は，病原菌と戦った白血球の死骸(膿)や壊された周囲の組織の残骸，病原菌などで満たされていて，何も治療しないと徐々に大きくなっていきます。

　こうなると，かんだときや歯の根のあたりを押すと，痛んだり，ふくらんだ歯ぐきに穴があいて，膿が出てきたりします。場合によっては，その膿汁が出ることができなくて，根の周りの組織を圧迫・刺激するために，かんだときに痛みが出たり，時には何もしないでも激痛が生じるようになります。こんな時にレントゲンを撮ると，骨のあったところがなくなっているので，円形の黒い影が見えるようになります(写真参照)。

【歯の根の病気の治し方】

　これらの病気を治すには，大もとである齲蝕をきちんと取り除くとともに，死んで腐ってしまった歯髄をきれいに取り除いて，根の治療をきちんと行って，歯の中を病原菌のいない清潔な環境にしてあげる必要があります。病気が進みすぎて根の先に膿がたまり，痛みがひどい場合は，歯ぐきを切ったり，歯の管(歯根管)を利用して膿を外に出し，病原菌を撃退するために化膿止めの薬を飲んだりすることもあります。

チャートの使い方

　根尖病巣の成り立ちを，齲蝕による歯髄壊死から歯髄壊疽へと続く根尖性歯周炎を例にあげて解説しました。根尖病巣の原因として，その他にも，歯根嚢胞や歯根肉芽腫，歯周病の進行にともなう上行性歯髄炎後の病巣形成なども考えられますが，ここでは一般的な例として齲蝕が原因の場合を例にあげました。病態説明や治療法の説明の際にご活用ください。

口の中の病気ができる仕組み ④

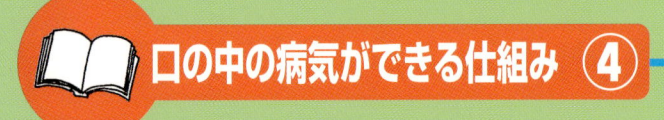

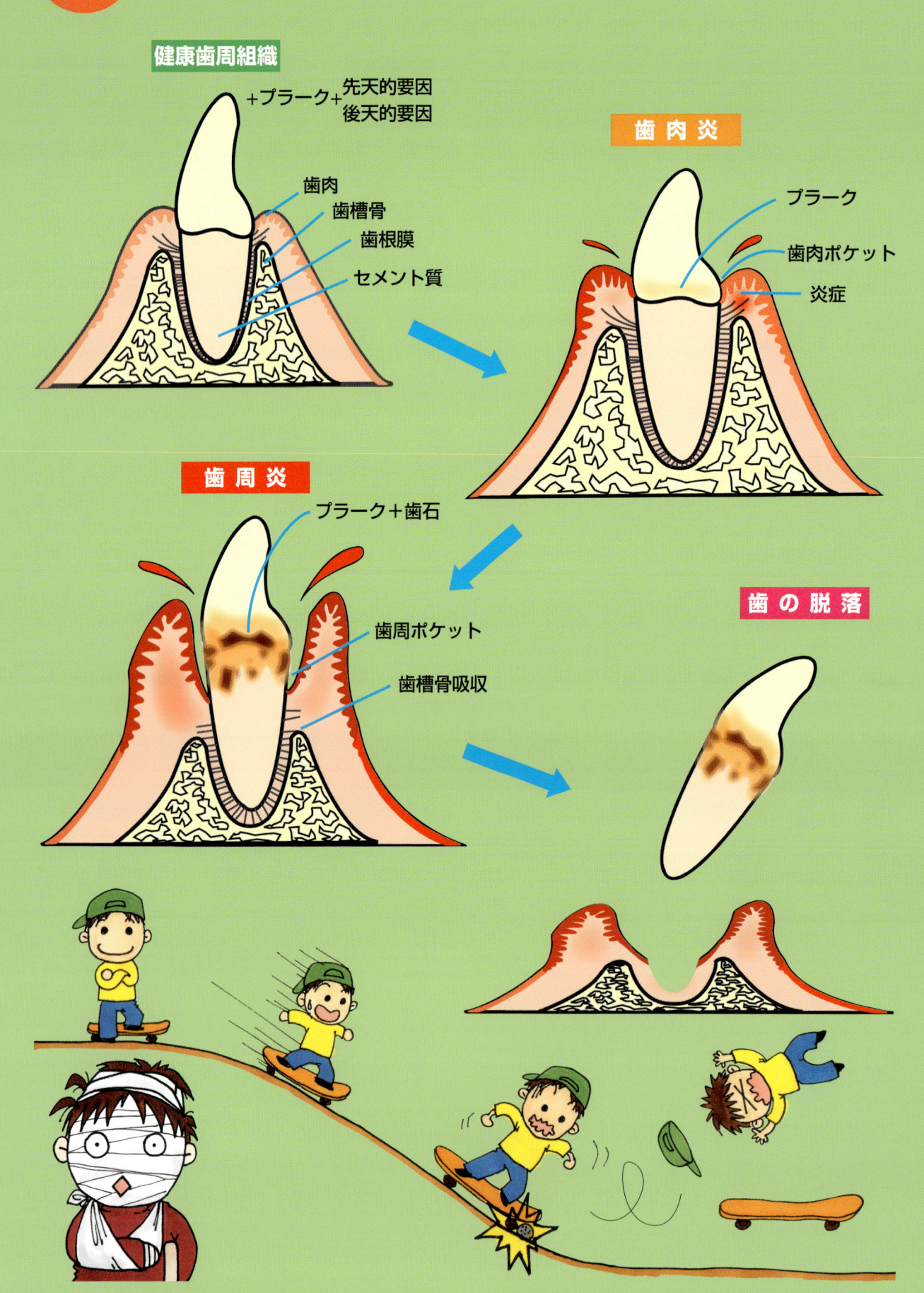

健康歯周組織
+プラーク+先天的要因 後天的要因
- 歯肉
- 歯槽骨
- 歯根膜
- セメント質

歯肉炎
- プラーク
- 歯肉ポケット
- 炎症

歯周炎
- プラーク＋歯石
- 歯周ポケット
- 歯槽骨吸収

歯の脱落

46

歯周病の起こり方

　歯周病は，昔は歯槽膿漏といわれていました。日本人では30～40歳代の80％以上がかかっており，国民病ともいえます。この病気はその名のとおり，齲蝕（むし歯）のように歯の形を壊すのではなく，歯の周囲の歯を支える構造を壊していく病気なのです。ここでは，歯周病についてのお話をします。

【①原因はプラーク＋α】

　歯周病の原因は齲蝕と同じく，細菌の固まりであるプラークです。このプラークが歯に付着して1週間ほどたつと，その中に悪玉の歯周病の原因となる菌が増殖し，歯の周りにある歯ぐき（歯肉）や歯を支える骨などを攻撃するようになります。このプラークのわずか1/1000g中には，微生物が1億個以上棲んでいて，歯ブラシなどで取り去らない限り，プラークの歯への付着量や棲んでいる細菌の数がどんどん増えていきます。

　このプラークは歯周病を引き起こす直接的な原因ですが，そのほか，生活習慣や食べ物の嗜好，喫煙習慣，ストレスなどの後天的要因と，遺伝によって生まれながらにして歯周病にかかりやすいタイプという先天的要因があり，歯周病の発症と進行に，複雑に関与しています。そして，歯周病は，心臓病，糖尿病，肥満症，高血圧などと同じく，生活習慣病のひとつに数えられています。

【②健康歯肉から歯肉炎へ】

　プラークは，歯の周りの組織構造に炎症を引き起こします。最初は，歯肉炎という状態で，歯と歯ぐき（歯肉）の境目付近が赤く腫れたり，出血しやすかったりします。この段階で一生懸命歯みがきをすれば，健康な状態に戻すことができます。しかし，プラークは唾液や血液の中の成分を使って，石のように固く，歯にこびりつくことになります。これを歯石といいます。この歯石は歯ブラシで取ることはできません。

【③歯肉炎から歯周炎へ】

　歯肉炎の状態をさらに放置しておくと，症状が歯周炎へと一段階進んでしまいます。絵で示したように，歯と歯ぐきの隙間には歯周ポケットが形成され，さらにそこへプラークが入り込み歯石ができ，炎症が拡大します。それがさらに根の先のほうへと進んでいくにつれて，歯の周りを取り囲んでいる骨が溶けて，どんどん高さが少なくなります。こうなると歯はグラグラし始め，まるで，やわらかい土台の上に建てられた高層ビルのようになります。また，歯肉からの出血や排膿，腫れ，痛み，口臭などが顕著になってきます。

【④そして行き着く先は？】

　歯周炎の最後は？　そうです，土台の支えを失った歯は，何かの拍子に抜けてしまうのです。揺れているのは気づいていても，ふだんより少し無理して固いものをかもうとしたり，舌などで強く押したりすると，ぽろっと歯が抜け落ちます。そして，失われた永久歯はもう二度と戻ることはないのです。

チャートの使い方

　歯周病の進行状態を，健康歯周組織から歯肉炎，歯周炎，歯の脱落へと順を追って説明しました。生活習慣病のひとつでもある歯周病には誰もがかかる可能性をもっています。齲蝕とならんで歯科の2大疾患である，この疾患の病態や治療法の説明の際にご活用ください。

口の中の病気ができる仕組み ⑤

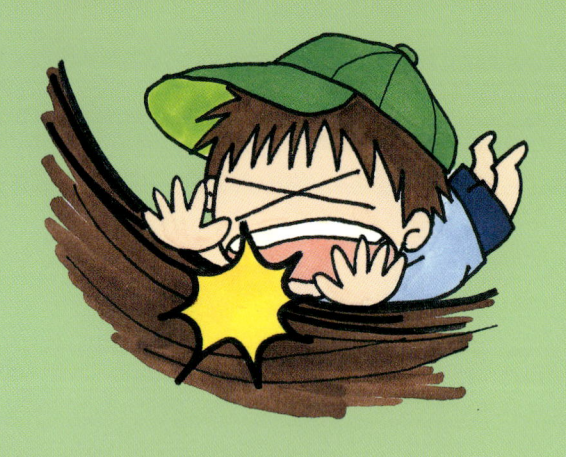

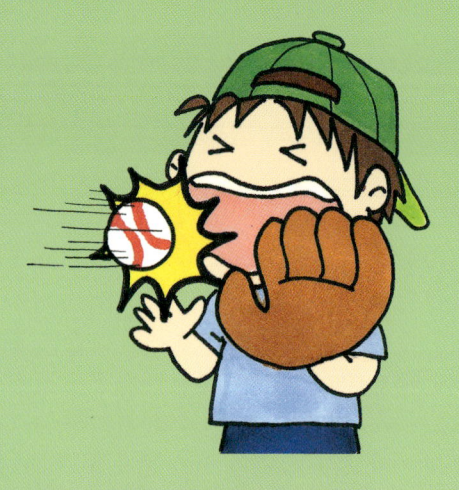

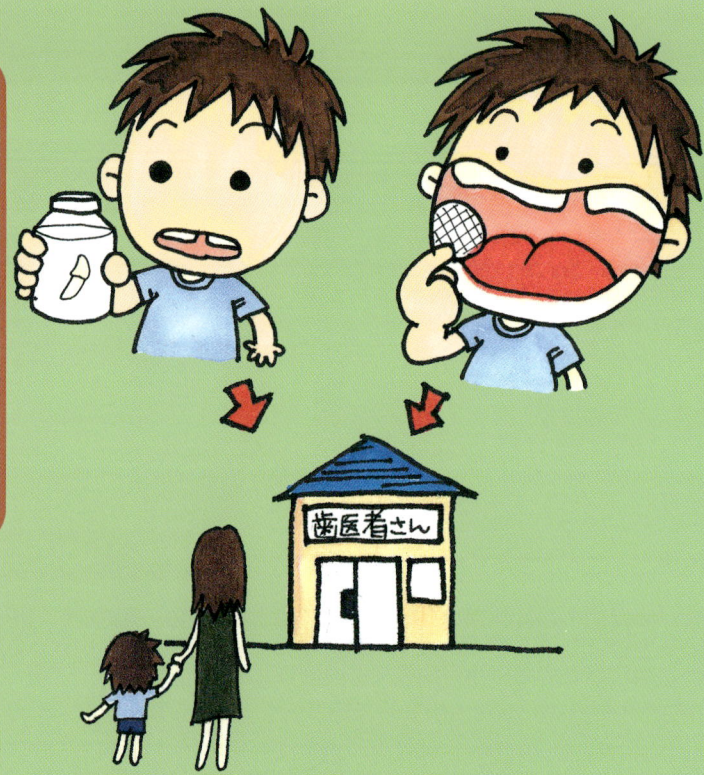

①歯の頭の破折

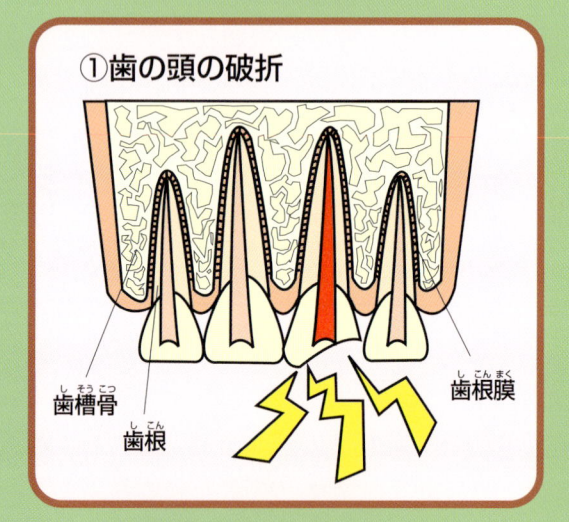

歯槽骨
歯根
歯根膜

②歯の根の破折

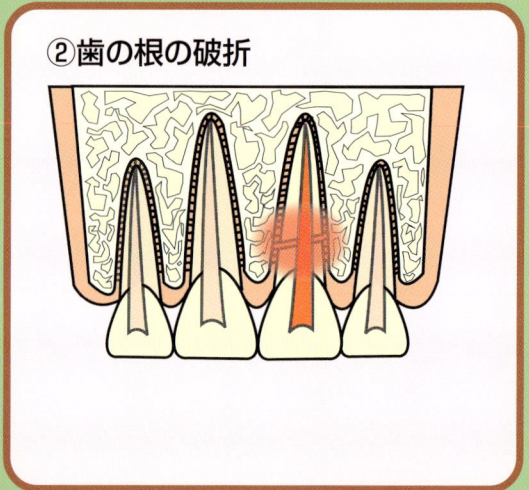

③歯の脱離

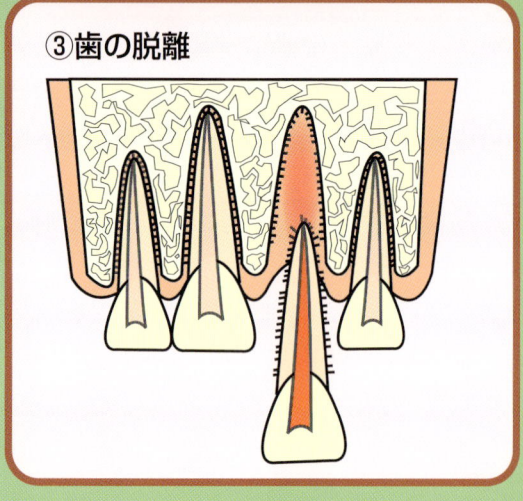

歯医者さん

歯の破折，脱離

　皆さんの中に，転んだり滑ったりして歯をぶつけた経験のある方がいらっしゃるかもしれません。その時，運が悪いと，歯が折れたり，また，歯がぽろっと全部抜け落ちてしまうことがあります。そんな時は，歯や歯の周りに，いったい何が起きているのでしょうか？　ここでは，歯の破折や脱離についてのお話をします。

【歯の破折】

　口を大きく開けたときに見えるのは，歯とその周りの歯ぐき（歯肉）です。しかし，実は歯として見えているのは頭の部分だけで，その下の歯の根の部分は歯肉の下にある，歯槽骨という骨の中に潜っているのです。歯の根の表面と骨との間には，歯根膜という線維があり，その間には血管や神経が走っています。この歯根膜は歯に加わった力を脳に伝えたり，その衝撃をクッションのように和らげる働きがあります。

　しかし，歯を強くぶつけたりした場合，このクッションがうまく働かなくなって，歯やその周りの骨に大きな力が加わることになります。歯はかなり硬い材質でできていますが，ちょうど食器や花瓶などが割れるように，一部が欠けたり，または根の途中で折れてしまうことがあります。この状態が，歯の破折です。この場合，歯がしみるようになったり，痛みが出たり，歯がグラグラするようになります。

　歯の頭の部分が一部欠けた場合には，必要に応じて歯の中の神経の治療をしたり，その部分をプラスチックに似た材料や，金属で補う方法があります。しかし，歯の根が納まっている骨の中で，横や縦方向に折れてしまった場合は，残念ですが，折れた歯の頭の部分や根を完全に抜かなければならなくなります。

【歯の脱離】

　こちらはお子さんの場合に多いのですが，転んでぶつけたりして同じように歯に大きな衝撃が加わると，歯が骨からはずれて，スポッと抜け落ちてしまうことがあります。これは，先に述べた歯と骨とをつなぐ歯根膜の線維が全部切れて，歯が骨とのつながりを失ってしまうことにより起こります。乳歯から永久歯へ生え替わる時期の，歯の根が完全にできあがっていない時や，歯の周りの骨がまだやわらかい時などに起こりやすいものです。

　歯の周りの骨にもダメージを受けている場合があります。この場合は，歯の表面の歯根膜線維の細胞が生きていれば，元の場所に納めると再び歯根膜が歯の表面と骨とをつなぎなおしてくれることがあります。

　その場合，抜けた歯は歯根膜が生きていることが大切ですので，抜けたらすぐ口の中の歯とほっぺたの間に入れておいたり，生理食塩液や市販の歯の保存液，または牛乳の中に入れて保管して，歯科医院などに持ってきてくれれば，うまく元の場所に戻る場合があります。

　このほかにも，歯の外傷にはさまざまなケースがありますので，一刻も早く歯科医師の診察を受けてください。

チャートの使い方

　歯の破折と脱離について取り上げました。このほかにも歯の外傷としては，歯槽骨の骨折，軟組織の裂傷，歯の脱臼，埋入などがあります。

口の中の病気ができる仕組み ⑥

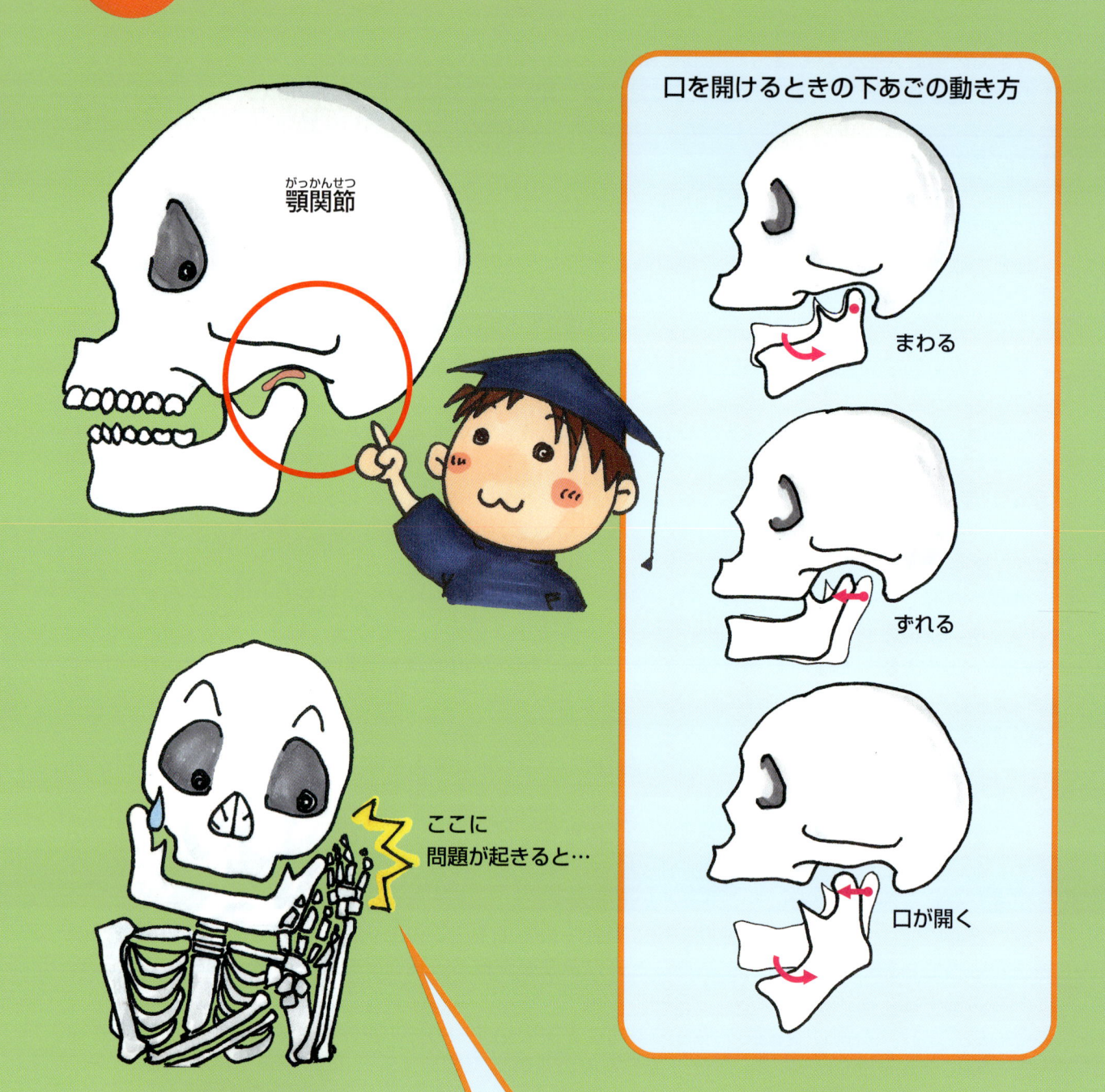

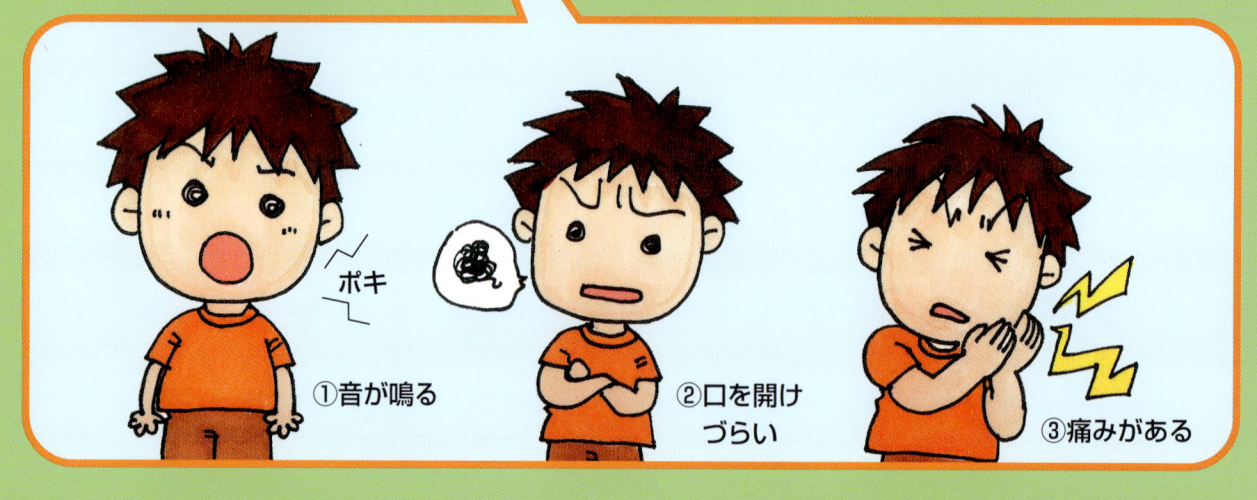

顎関節（がっかんせつ）

口を開けるときの下あごの動き方

まわる

ずれる

口が開く

ここに問題が起きると…

①音が鳴る　ポキ

②口を開けづらい

③痛みがある

顎関節に起きるトラブル

　口を開けるとき"パキッ"という音がしたり，耳の下のあたりに痛みがある，こんな経験はないでしょうか？　ここでは，あごの関節のトラブル，顎関節症についてのお話をします。

【顎関節の仕組みと顎関節症】

　口を開けたり閉じたり，食べ物を上下の歯ですりつぶしたり……これは私たちが日常，当たり前に行っていることです。しかし，なぜ口を開け閉めできるのでしょうか？　実は私たちの下あごの骨と上あごの骨とは離れていて，下あごの骨の左右の頭と上あごの左右の凹みとの間には顎関節と呼ばれる仕組みがあります。そして周りの筋肉や関節円板，靱帯などによって，下あごの動きが上手にコントロールされているのです。

　下あごの関節の頭の部分は，口を開ける際には，筋肉に引っ張られ，まわり，関節円板の上を滑る，という運動をします。この運動が円滑に行われないと，口を開け閉めする際に顎関節やそれをコントロールする筋肉などにさまざまな症状が出ることになります。そして，それは顎関節症と呼ばれます。

【顎関節症の症状】

　顎関節症の症状は大きく分けると，①口を開けるときに音が鳴る，②口を開けづらい，③口を開けたり閉じたりする時に痛みがあるなどです。ひどいときには，口がほとんど開かなくなってしまうこともあります。

【顎関節症の原因】

　これにはさまざまなものがあります。まず，あごの動かし方が悪くて起こる場合です。ほおづえをつきながら何かを食べる癖があったり，あごをカクカクさせる習慣などがこれにあたります。寝ている間に歯ぎしりの癖のある人も要注意です。あごの関節はドアの蝶つがいより高機能です。おかしな方向に開けたり，必要以上の強い力を加えたり，無理に開け閉めしようとすると関節に大きな負担がかかるのです。

　次に，口の中に原因がある場合です。抜けた歯があるのに放置したり，齲蝕（むし歯）や歯周病を治療しないままにしておくと，知らず知らずにかみ方や上下の歯のかみ合わせのバランスが変化し，顎関節に負担をかけることになります。また，歯の被せ物をとれたままにしておいたり，壊れた入れ歯を無理に使っていたりすることも原因となります。

　よって，治し方もその原因によって変わってくることになります。また，まったく別の病気が原因で顎関節付近に痛みが出ることもありますので，気になる症状があったら，歯科医院を訪れてみましょう。歯科大学の病院や診療所では，顎関節症の治療を専門に行っているところもあります。

チャートの使い方

　顎関節症について取り上げました。最近，顎関節症を主訴として来院される患者さんが増えてきているようです。原因や治療方法の説明の際にご活用ください。

口の中の病気ができる仕組み ⑦

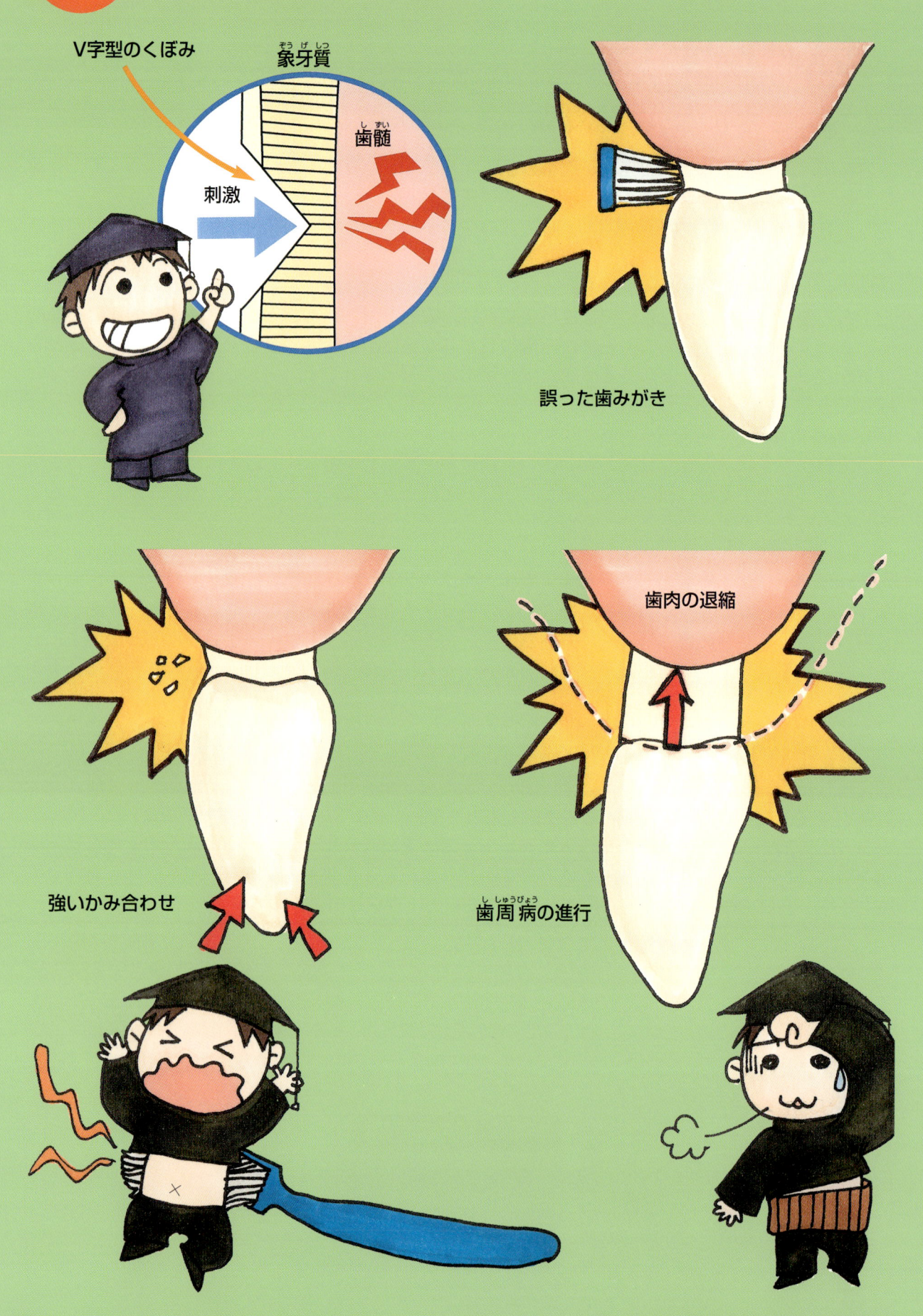

V字型のくぼみ　象牙質　歯髄　刺激

誤った歯みがき

強いかみ合わせ

歯肉の退縮　歯周病の進行

知覚過敏

　"知覚過敏"と呼ばれる症状をご存じですか？
　これは，甘いもの，酸っぱいもの，冷たいものなどを食べた時に"ツーン"としたり，歯みがきをして毛先が歯の表面のある部分に当たったりした時に，"ピリッ"という痛みがあることです。でも痛みは持続的でなく，刺激がなくなると，すぐに消えていきます。
　ここでは，この知覚過敏症の原因についてのお話をします。

【知覚過敏の原因】

　歯の中には，一般的に"神経"と呼ばれている歯髄があり，これは象牙質やセメント質，エナメル質に囲まれています。歯みがきをする時に力まかせにみがいたり，歯ブラシの毛先が同じ場所だけに集中することが長く続くと，歯のくびの部分がすり減ってVの字型にくぼんでしまう場合があります。また，強いかみ合わせが続くと，くびの表面の歯質がはがれ落ち，同じようにえぐれてしまう場合もあります。この状態になると，歯の表面にあったセメント質や象牙質の一部がなくなり，薄くなっているので，そのくぼみの底の部分は歯髄に近づきます。
　えぐれて顔を出してしまった象牙質には象牙細管という構造があり，外からの冷たいものや接触した刺激が歯髄に伝わりやすくなっています。そのために，痛みを感じることになるのです。
　さらに歯周病で歯の周りの骨などの構造が失われると，それまでずっと歯の表面を覆っていた歯肉が下がってしまい（歯肉退縮），これまで外からの刺激を受けることがなかった部分が顔を出すことになります。この場合は歯がくぼんでいるのではなく，歯が長く伸びたり，歯と歯の間の隙間がすいたように見えます。これらの顔を出した部分は外からの刺激に対して敏感で，知覚過敏の原因となるのです。

【どうやって治すの？】

　治し方としては，大きくくぼんでしまっている場合は，その部分をいろいろな材料によって元どおりに埋め直します。くぼみが少なかったり，歯肉が下がることで起こっている場合には，外からの刺激を遮断するために，フッ素や，知覚過敏を抑える薬や，歯科用セメントを塗ったりします。あまりに症状が強い場合には，歯髄を取る処置をすることもあります。
　知覚過敏と思っても，齲蝕（むし歯）によっても似たような状態になることがありますので，歯科医師に診断をお願いする必要があります。

チャートの使い方

　知覚過敏を取り上げました。原因には，歯頸部の誤ったブラッシングなどによる摩耗や咬合ストレスによるアブフラクション，歯周病による歯肉退縮後のセメント質や象牙質の露出などが考えられます。原因や治療方法の説明の際にご活用ください。

口の中の病気ができる仕組み ⑧

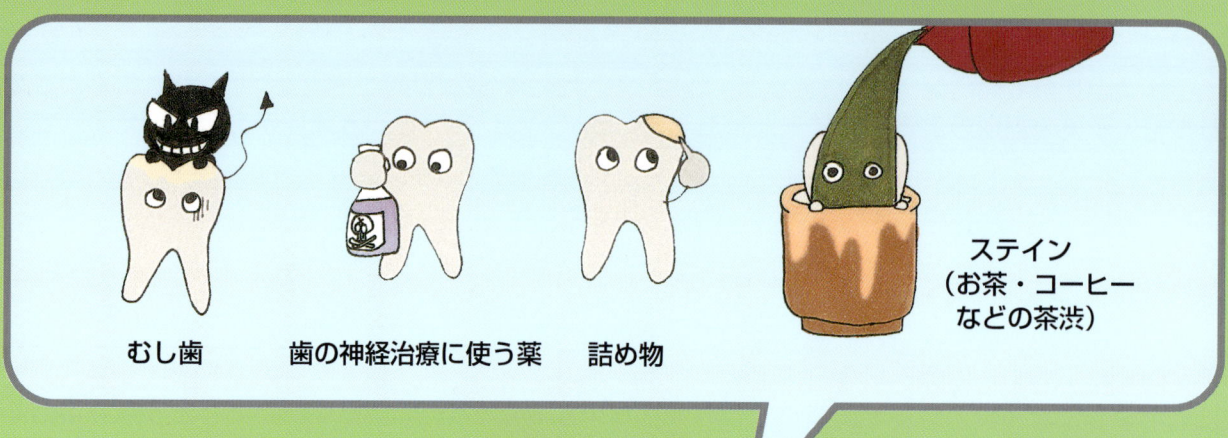

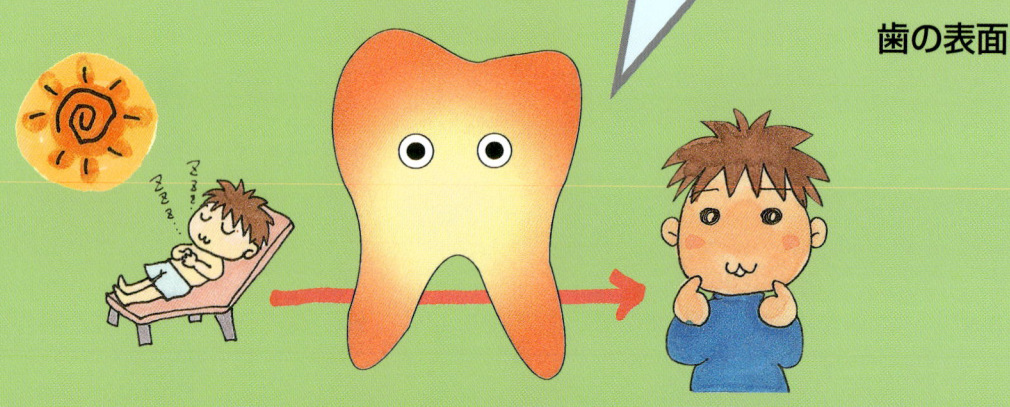

むし歯　　歯の神経治療に使う薬　　詰め物　　ステイン（お茶・コーヒーなどの茶渋）

歯の表面

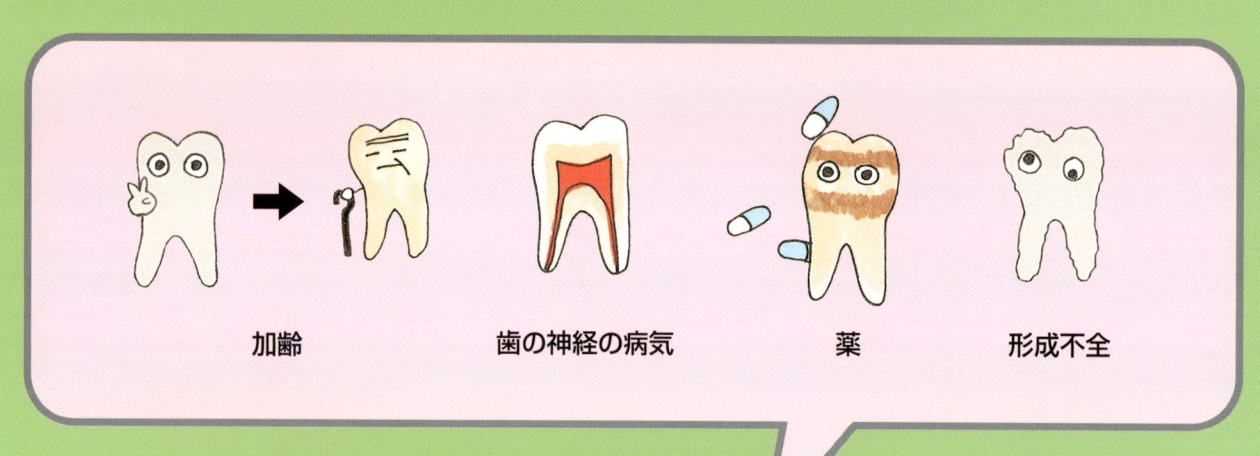

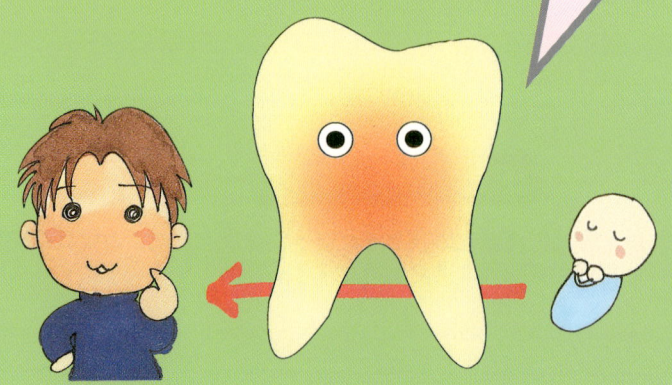

加齢　　歯の神経の病気　　薬　　形成不全

歯の内面

歯の着色・変色

鏡で口の中をのぞいたとき，歯の色が変わっているのに気づいて，不安になったことはないでしょうか？　歯の色はいろいろな理由で，色が変わってしまいます。
ここでは，この歯の着色や変色についてのお話をします。

【歯の着色・変色の原因】

歯の着色・変色には，大きく分けて2つの原因が考えられます。

1つめは，歯の表面に起こるものです。これはお茶やコーヒー，そしてタバコの好きな方で，ステインと呼ばれる茶渋のようなものや，タバコのヤニが歯の表面についたり，齲蝕（むし歯）が歯の表面にできたことによる変色です。また，齲蝕をプラスチックの樹脂を詰めて治した後，その部分が変色する場合があります。さらに，歯髄（歯の神経）の治療を行う際に，使う薬剤によっても変色するのですが，現在ではこの薬剤が使われなくなっているため，この原因での歯の変色は少なくなってきています。

もう1つは，歯の内面や歯の質が原因で起こるものです。考えられるのは，まず歳をとって自然に歯の色が変わる場合で，色が黄色みを帯びることがあります。また，歯の表面ではなく，歯と歯のくっついている部分や歯の内部から齲蝕になり，それが進んできた場合や，歯の神経である歯髄の病気が進んだ場合，歯の形が作られる時期にテトラサイクリンなどの抗生物質（化膿止めの薬）を多量に服用した場合，そして歯の作られる段階で何らかの障害を受けて歯の形がきちんと作られない場合などに起こります。

【どうやって治すの？】

歯の表面についたステインやタバコのヤニによる着色は，軽度の場合は個人の歯みがきの励行と歯医者さんでの歯のクリーニングで改善することができます。また，齲蝕や詰め物の変色については治療で改善します。

歯の内面から変色した場合には，歯を作る時期の問題や加齢という避けられない問題で，多数歯に及ぶことも多いので，簡単に治すことは難しいのですが，歯を削って白い歯を被せて治したり，歯を漂白する方法がとられます。

チャートの使い方

歯の着色・変色を取り上げました。原因にはステインの付着や齲蝕，コンポジットレジンなどの修復物の変色，加齢や歯髄病変，薬物や歯の発生時のエナメル質形成不全などが考えられます。原因や治療方法を説明する際にご活用ください。

口の中の病気ができる仕組み ⑨

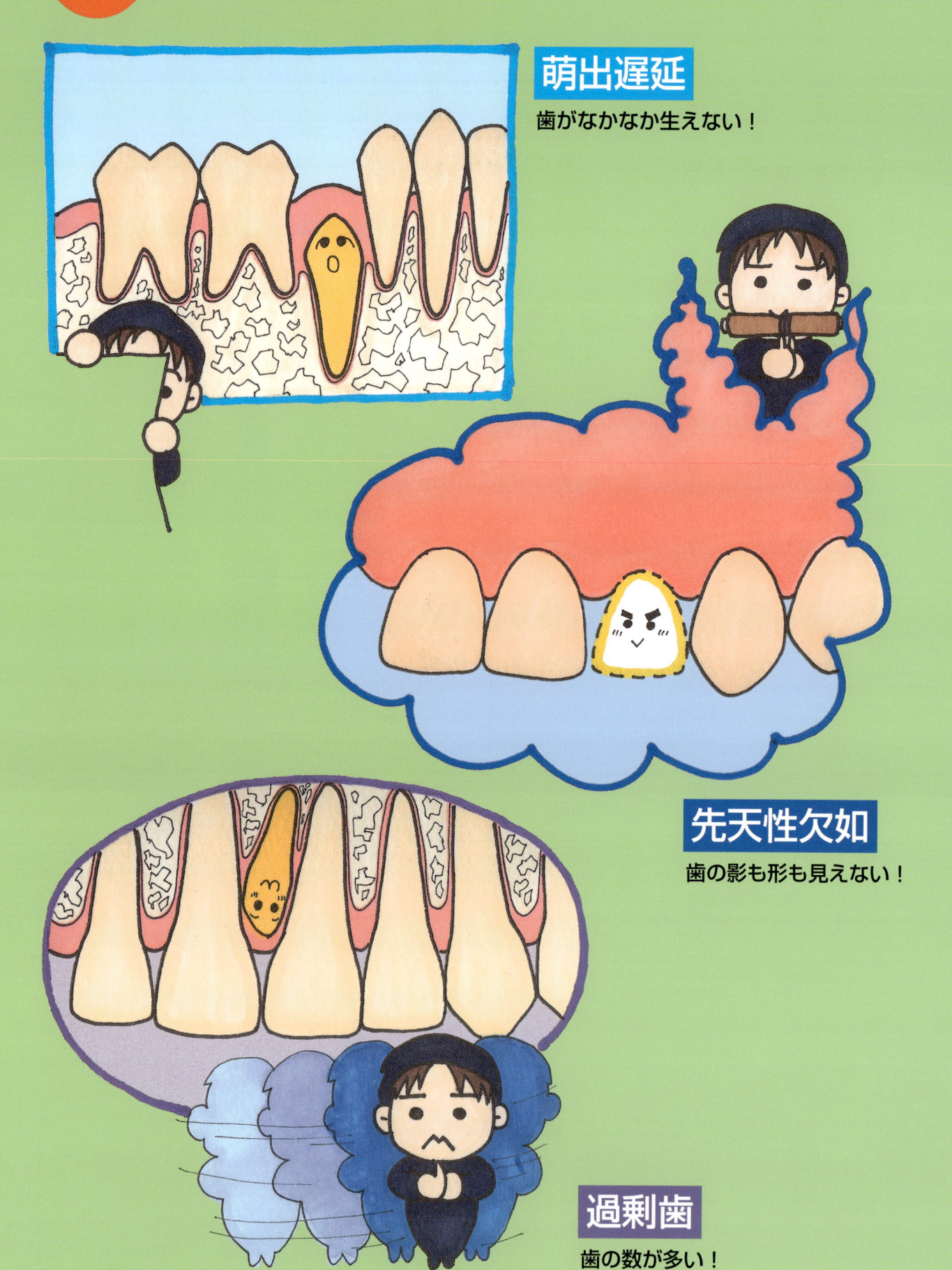

萌出遅延
歯がなかなか生えない！

先天性欠如
歯の影も形も見えない！

過剰歯
歯の数が多い！

歯の数がちがう

　大人の歯がなかなか生えてこない。大人になっても結局生えなかった。あるいは，よく数えてみると歯の数が多い。そんなことがたまに起こります。その原因はいろいろありますが，このような歯の数の問題のお話をします。

【歯の萌出遅延・先天性欠如・過剰歯の原因】

　歯が遅れて生えてくる原因には，体全体または口の中の問題との関係が考えられています。歯が作られる時期にちょうど病気にかかり，その時期が遅れてしまったり，歯ぐきやあごの骨が厚すぎて，歯の種（歯胚）が育ってきてもなかなか外に顔を出せなかったり，歯の種の場所が正しい場所になかったり，大人の歯（永久歯）の場合には，子供の歯（乳歯）がいつまでも残っていることで，永久歯が顔を出せないことなどが考えられます（萌出遅延）。

　また，親知らずが有名ですが，その場所に生えるはずの歯の種がもともと完全にないために起こる場合もあり，これはその他，小臼歯などにも見られます（先天性欠如）。さらに，まったく歯がないのではなく，歯の形が小さくなってしまうこともあります。これは歯が形づくられる段階での一種の退化現象と考えられています（矮小歯）。

　また，ヒトの大人の歯は親知らずを含めて上下16本ずつ，合計32本あるのですが，ときどきそれ以上，33番目，34番目などの歯がある人がいます。それが過剰歯と呼ばれるものです。原因は不明なのですが，その歯は正常な形である場合と不完全で円錐のような形をしている場合とがあります。これらのケースでは，きちんと生えてくるときと埋まったまま出ないときとがありますが，痛みもなく気づかないことや，すでに生えている歯や歯ぐきを押して痛みが出る場合があります。もし痛みが出る場合は，この過剰歯を抜くこともあります。

　歯の数や生え方に疑問がある場合は，歯医者さんに相談することをおすすめします。エックス線写真を撮影することで，歯の種の状態や，歯の生える位置を確認することができます。

チャートの使い方

　歯の萌出遅延・先天性欠如・過剰歯を取り上げました。原因には全身疾患や局所疾患，発生学上の問題などが考えられます。これらの場合の対応は，場所や症状により異なります。原因や対処法を説明する際にご活用ください。

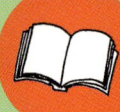

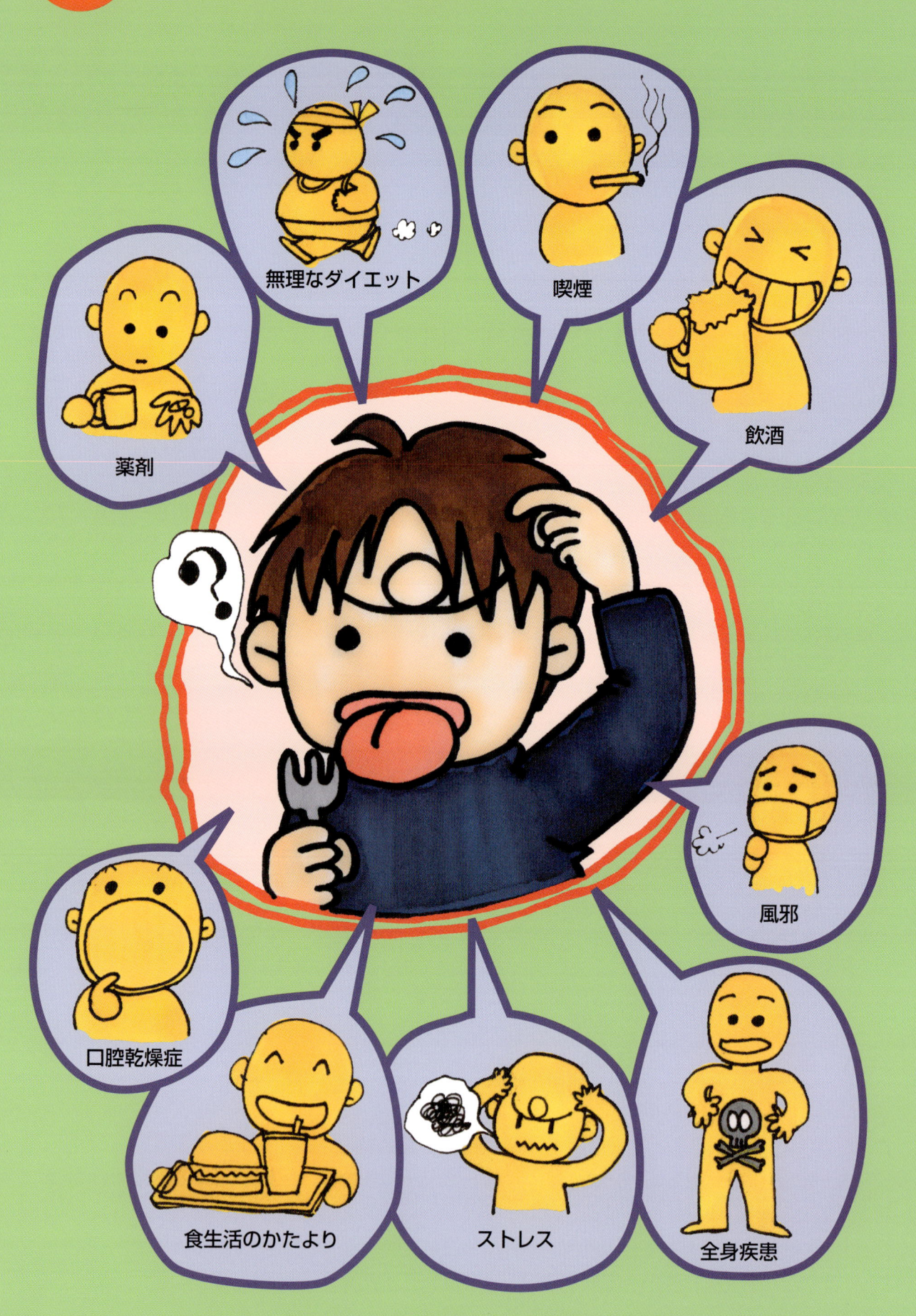

口の中の病気ができる仕組み ⑩

- 無理なダイエット
- 喫煙
- 飲酒
- 薬剤
- 口腔乾燥症
- 食生活のかたより
- ストレス
- 風邪
- 全身疾患

味覚障害

せっかくのごちそうをおいしく感じなかったり，いつもと同じ食べ物なのに味が変わったと感じたり，さらに全然味を感じなくなったことはありませんか？　そんな状態，味覚障害についてのお話をします。

【味覚障害の原因】

舌の表面には，味蕾とよばれる味を感じる器官があります。その味蕾にある味細胞と水などに溶けた食べ物の味成分が接触すると，その刺激が神経を介して脳にある味覚野という部分に伝えられ，甘さ，苦さ，辛さ，酸っぱさなどの味を感じることができるのです。しかし，この一連の流れのどこかに異常があると，味覚障害が起きてきます。

原因にはいろいろありますが，食生活，薬の副作用，全身疾患，精神的ストレスなどがあげられます。また，舌そのものや口の中の上皮の変化や炎症が，直接，味覚に影響することがあります。それには，舌苔（舌の表面に付着する黄白色の苔のようなもの）の蓄積，舌炎（舌の炎症），口蓋扁桃炎（扁桃部周囲の炎症）などがあります。

食生活によるものは若者に多く，ファストフードやインスタント食品などばかりを食べていると，体に大事な必須微量栄養素である亜鉛の量が不足し，味覚障害になります。また，激辛料理ばかりを食べていると味蕾が減ってしまい，味を感じにくくなります。さらに，無理なダイエットも原因のひとつです。

次に，副作用を引き起こす薬ですが，これには尿を出す薬（利尿剤）や血圧を下げる薬（降圧剤）などがあげられます。また，糖尿病や肝臓の病気，さらに火傷や妊娠も味覚障害を引き起こします。それ以外にも嗜好品としてタバコやお酒，最近では精神的ストレスも味覚に影響を与えるものとして注目されています。

もし味覚障害になったら，まず味覚検査のできる施設や歯科医院でその原因が何であるかを正しく突きとめてもらい，原因に合った適切な治療を受けることが必要です。

チャートの使い方

味覚障害を取り上げました。味覚障害の治療には，患者さん，医師，歯科医師の連携による比較的長期間にわたる，辛抱強い治療が必要となる場合もあります。原因や対処法を説明する際にご活用ください。

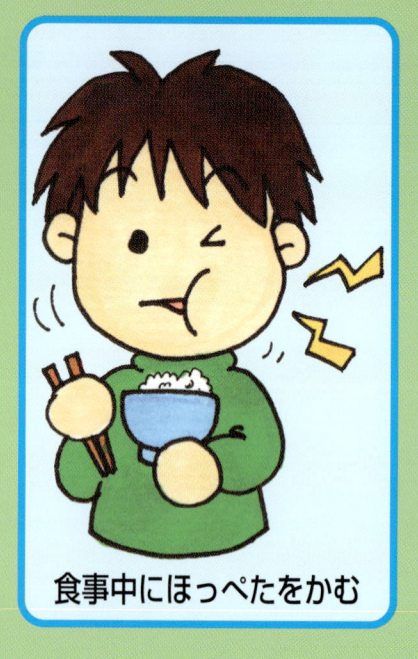

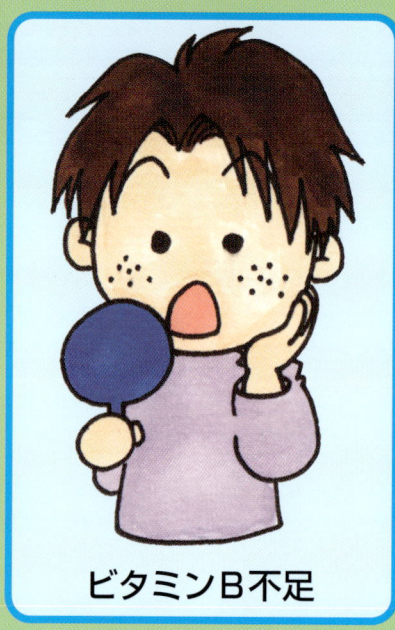

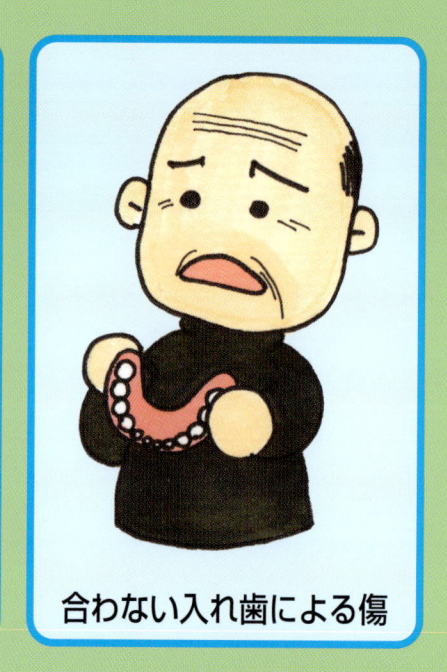

口の中の病気ができる仕組み ⑪

食事中にほっぺたをかむ

ビタミンB不足

合わない入れ歯による傷

その原因は？

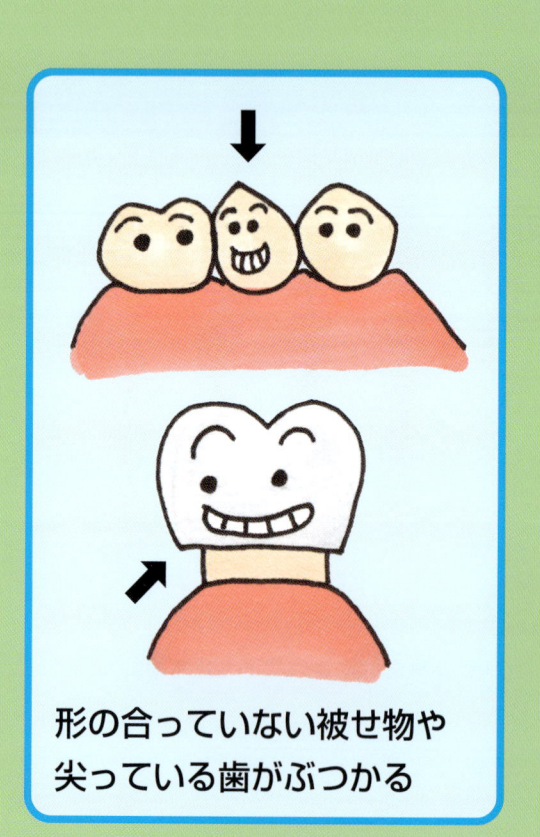

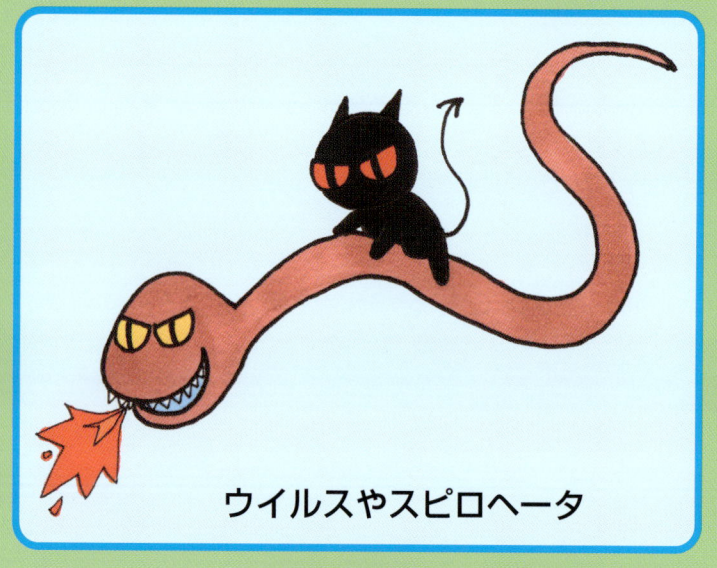

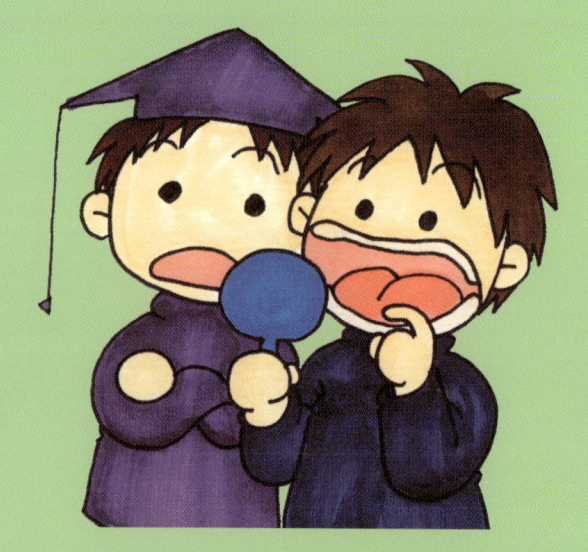

ウイルスやスピロヘータ

形の合っていない被せ物や
尖っている歯がぶつかる

口内炎

　歯ぐきや口の粘膜に炎症ができて，いつまでたっても治らず，しょっぱいものや酸っぱいものがしみてしかたがない。こんな経験が皆さんにもおありかと思います。私たちを苦しめては消えていく口内炎のお話をします。

【口内炎とは？】

　これは，口の中の数ヵ所以上に炎症がある状態を広い意味であらわす言葉です。その中には，疱疹性口内炎やワンサン口内炎，再発性アフタなどがあります。どのような状態になるかというと，口の中の粘膜や歯ぐきに，水疱（小さな水がたまったようなふくらみ），びらん（ただれ），潰瘍（クレーターのように周りが少し盛り上がり，中がくぼんでいるような形），偽膜（白くなったように見える），紅斑（部分的に赤みが強くなる）などができます。そして触れると強い痛みがあり，つばが多く出たり，口の臭いが強くなり，さらにあごの下のリンパ節などの腫れや発熱をともなうこともあります。

　口内炎ができてしまうと，口の中のお手入れもきちんとできず，歯や歯ぐきが汚れてきますし，さらに食事がきちんととれないため，栄養不良や疲れなどが強くなります。

【原因は？】

　原因はさまざまです。ウイルスやスピロヘータなどの感染によるものや，先に述べた再発性アフタ（アフタ性口内炎）のように原因が不明のものもあります。これはほっぺたや唇の粘膜，唇，歯ぐきにできる私たちがよく出会うタイプの口内炎です。直径2ミリ前後のクレーターのようなものがたくさんでき，それがつながると大きくなります。触ると激しく痛みますが，1〜2週間程度で治っていきます。アレルギーやストレスなどが原因とする報告もあります。また，適合の悪い修復物（被せ物）や，尖った歯によって粘膜が傷つけられることが原因となる口内炎もあります。

【どうやって治すの？】

　微生物の感染によることがはっきりしている場合には，抗生物質の投与を行い，被せ物や歯の形が原因の場合には，それを直すことで改善させることができます。原因がよくわからない再発性アフタなどの場合は，刺激の少ないうがい薬で口の中をきれいにしたり，副腎皮質（ステロイド）ホルモン入りの軟膏を繰り返し塗ったり，ビタミンBなどを投与します。

　再発といって，一時期治っても，また繰り返し出てくる場合もあり，少しばかりやっかいな病気です。

チャートの使い方

　口内炎を取り上げました。文中にあるようにその原因はさまざまですが，再発性アフタの場合は，口腔内を清潔に保つことと，ステロイド軟膏の塗布などが有用です。原因や対処法を説明する際にご活用ください。

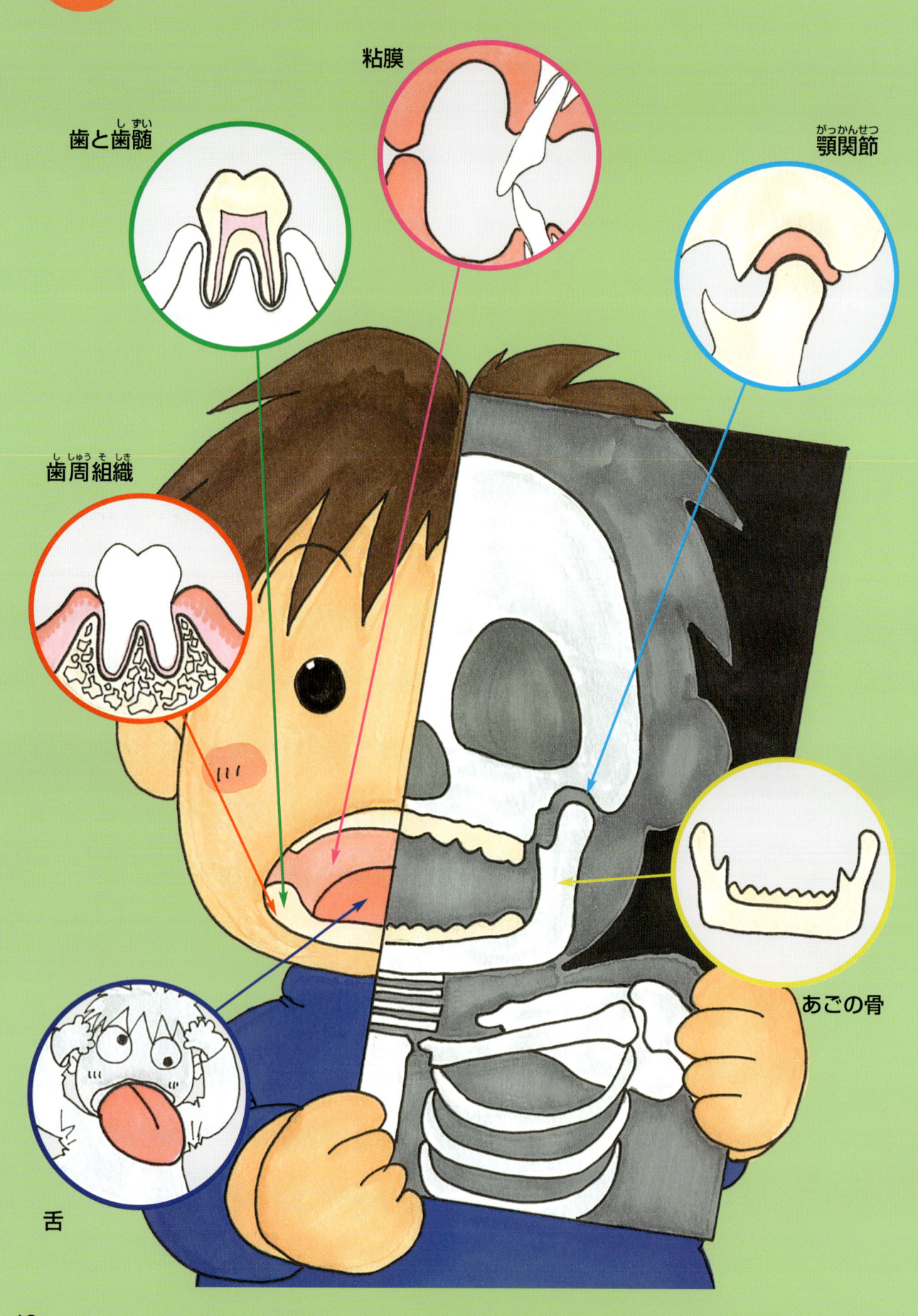

口の中の病気ができる仕組み ⑫

歯と歯髄（しずい）

粘膜

顎関節（がっかんせつ）

歯周組織（ししゅうそしき）

あごの骨

舌

病気のできる場所

　これまで，口に関係した病気のできる仕組みについてお話ししてきましたが，それぞれの病気のできる場所，またはできやすい場所について，まとめてみたいと思います。

【粘膜】
　唇やほっぺたの内側の粘膜には，口内炎や潰瘍などができます。皮膚や歯肉のように，表面に硬い角化層と呼ばれる部分がないので，歯ブラシの誤った使い方や，間違ってかんだりすることで傷つきやすい場所でもあります。また，粘膜病変という，表面の状態や色が変化する病気になることもあります。

【歯と歯髄】
　歯のほとんどは硬い組織，すなわち硬組織で，口の中に白く顔を出している，歯の頭の表面を硬く覆うエナメル質，根の表面にあるセメント質，そしてそれらの内側にある象牙質からできています。しかし，齲蝕（むし歯）になると，歯の硬い組織はしだいに溶けて壊れていきます。

　歯髄は歯の中にある，血管や神経のことです。齲蝕が進み，穴が深くなると，この歯髄に微生物の感染が起こり，痛みが出たり，さらに歯髄が死んで壊死や壊疽を起こすことがあります。

【歯周組織】
　歯の周りの歯を支える組織のことです。歯ぐき（歯肉），歯の周りを取り囲む歯槽骨，歯の根の表面を一層覆うセメント質，セメント質と歯槽骨とをつなぐ細かい線維で，栄養を運ぶ血管や神経の固まりの歯根膜が含まれます。歯周病になると，これらが炎症により壊されて，最終的には歯が自然に抜けてしまうことになります。また，歯肉には良性や悪性の腫脹ができることがあります。

【舌】
　味覚を感じたり，食べるときに食べ物をかみやすいように誘導したり，会話の際に発音を調整したりします。間違ってかんでかみ傷を作ったり，味覚異常が生じたり，潰瘍や腫瘍，炎症が生じたりと，かかる病気はさまざまです。

【顎関節】
　下あごと上あごとが接する左右にある蝶つがいの部分です。下あごの動きはこの顎関節と，上あごと下あごをつなぐ筋肉などの働きでコントロールされています。上と下の歯のかみ合わせに不具合があったり，下あごに無理な力がかかったりすると，この部分に不調和が生じて，変な音がしたり，痛みが出たりする，顎関節症になります。

【あごの骨】
　上あごや，下あごの歯が生えている部分です。外傷により折れたり，ひびが入ったり，腫瘍や囊胞ができると，骨の表面や中に溶けた部分ができることがあります。また，骨の内側には，血液を作る骨髄がありますが，そこに感染が起こると，骨髄炎になることがあります。

チャートの使い方

　口の中の病気を，できる場所ごとにまとめてみました。口腔の疾患は発症する場所によりさまざまな特徴があります。説明の際にご活用ください。

第3章

治療で使う機械・器具・材料

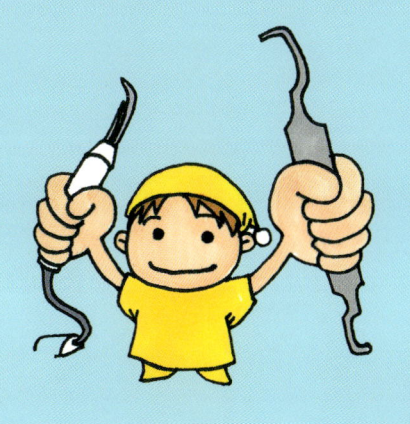

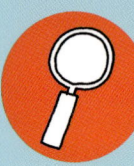

治療で使う機械・器具・材料 ①

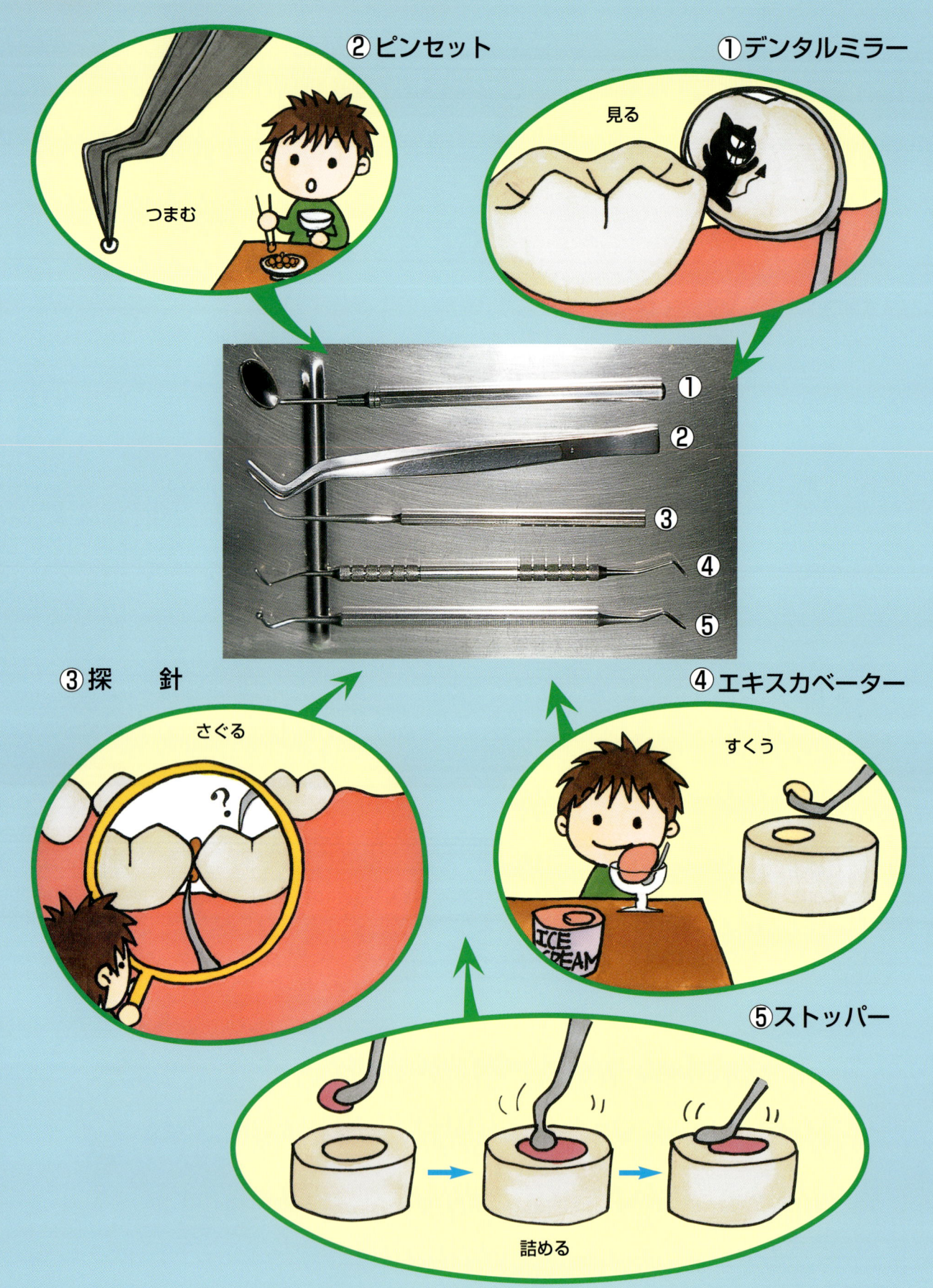

② ピンセット
つまむ

① デンタルミラー
見る

③ 探針
さぐる

④ エキスカベーター
すくう

⑤ ストッパー
詰める

5点セット〔デンタルミラー，ピンセット，探針，エキスカベーター，ストッパー〕

　患者さんが診療椅子に座ると，テーブルの上のバット（四角い金属のお皿のようなもの）の上に，何本かの器具がそろえて置かれているのが見えます。通常5本の器具を基本としますが，歯科医院や先生方の考え方によって，少ない場合や別の器具を加えている場合もあります。

【①デンタルミラー：見る】
　柄に小さな鏡がついています。学校や職場の歯科健診ですでにおなじみですね。この鏡で歯の裏を見たり，口の奥をのぞき込んだり，唇やほっぺたを引っ張ったりします。柄に斜めに鏡が取り付けられているところが工夫されている部分です。

【②ピンセット：つまむ】
　角度がついた先の細い部分で，指では無理な，小さく，細かいものをしっかりとつまむことができ，口の中に薬品や材料を運んだり，逆に取り除いたりします。目に見えないところでも，ミラーに作業場を映しながら操作が可能になります。閉じるとぴったりと合わさる先の部分がこの器具の命です。

【③探針：さぐる】
　その名のとおり，歯の硬さや，表面の凹凸などを探るための針です。齲蝕（むし歯）があるかどうかを，色の変わった部分に刺して確かめたり，側面で歯をこすってみて，歯の表面のざらざらや段差などを感じたりします。また，歯の隙間の汚れを取り除いたり，詰め物や被せ物をした後の余分なセメント（接着剤）を取り除いたりします。

【④エキスカベーター：すくう】
　聞き慣れない言葉ですが，スプーンのような感じで，先の部分の側面についた刃を使って，齲蝕でやわらかくなってしまった歯の部分や，歯に詰めた材料をすくい，削り取ったりするときに使います。

【⑤ストッパー：詰める】
　最後に控えるのは，歯に材料を詰めるときに便利な器具です。片側のへらのような部分で材料を歯に運んで詰めて，反対側の丸い部分でさらにしっかりと押し込みます。さらに，へらの部分で形を整えたり，はみ出たものを削りとったりします。

　このように，この5点セットは狭くて動きの制限される口の中で，歯医者さんの指の代わりをする道具です。歯科医師がさまざまな歯科の治療内容に応じた精密な操作ができるのは，これらのパートナーたちのおかげです。

チャートの使い方

　この章では，歯科医師・歯科衛生士の使うさまざまな器具・材料について紹介していきます。歯科医院で，患者さんの目に触れるさまざまな器具の役割を，患者さんが理解しやすいように工夫しました。

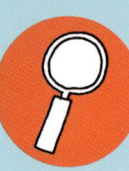

治療で使う機械・器具・材料 ②

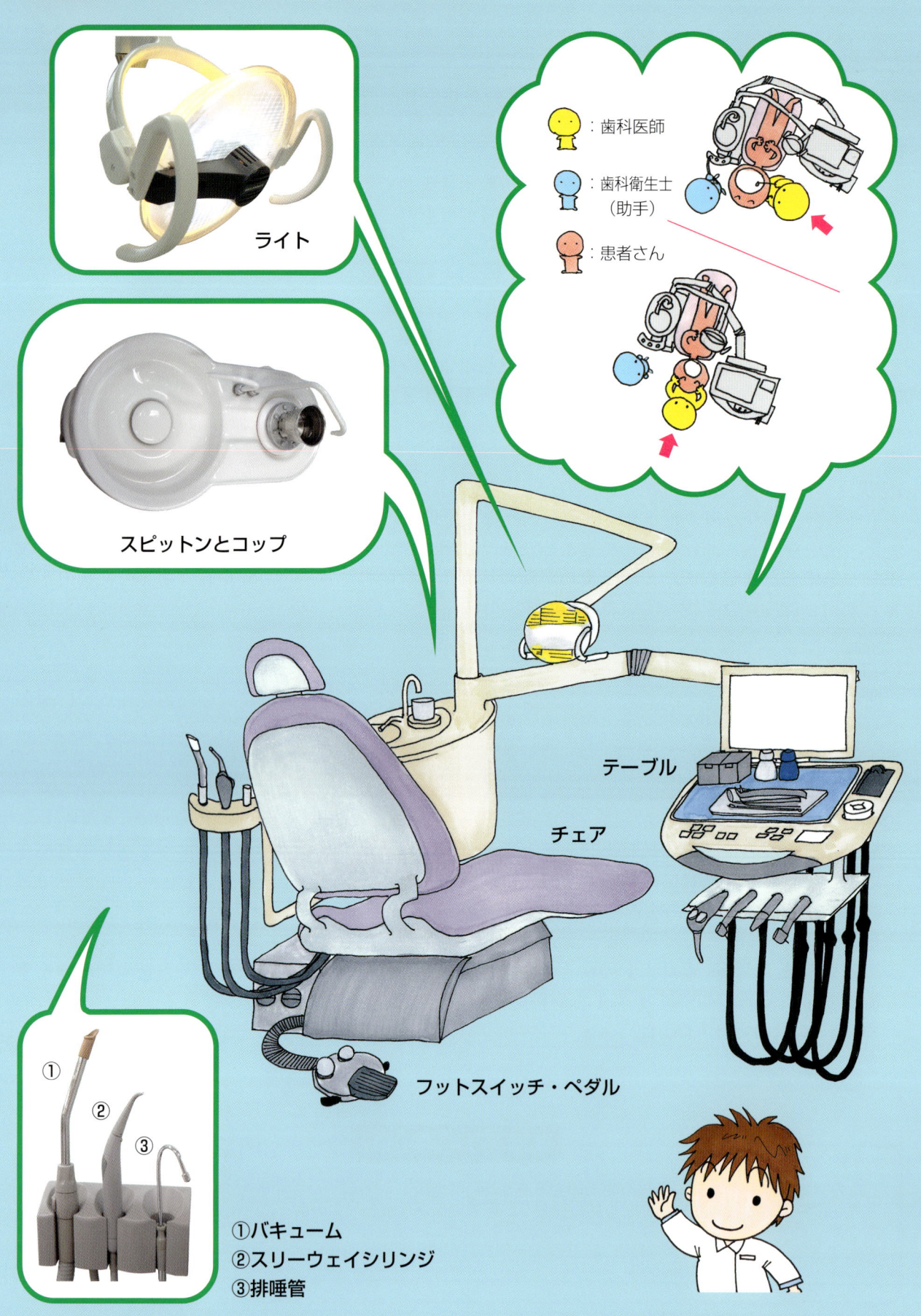

ライト

スピットンとコップ

🟡：歯科医師

🔵：歯科衛生士
　　（助手）

🟠：患者さん

テーブル

チェア

フットスイッチ・ペダル

① バキューム
② スリーウェイシリンジ
③ 排唾管

デンタルチェア

　歯科治療の際に患者さんが必ず座る診療椅子のお話です。これは，デンタルチェアまたはユニットとも呼びます。ここに座ったとたん，とても緊張する方も多いと思いますが，実はこのチェアは，患者さんにとっては快適で，なおかつ歯科医師にとっては診療しやすい，さまざまな工夫が施されているのです。チェアの製作会社や治療目的で，形や機器の構成は異なりますが，今回は一番よく見られるタイプを例に，その秘密に迫ってみたいと思います。

【テーブル】　まず腰掛けると，右側に伸びるテーブルが目につきます。この上には，66〜67ページでお話しした5点セットが乗せられ，薬の瓶やレントゲンを見るためのビューアー，さらに器具・材料を温めたり溶かしたりするガスバーナーが配置されています。このバーナーは，タイマーで自動的に切れるものもあります。このテーブルのすぐ下側には，歯や材料を削ったりするタービンや，エンジンなどがあるのですが，これについては別にお話しします。

【ライト】　すぐ上を見ると，口の中を照らすためのライトがあります。このライトは，電球から発した光が鏡に跳ね返ってから口の中に届くようになっているので，間違って見ても，強烈な明るさを感じることがありません。このライトのスイッチは，ライトの本体の他に，歯科医師の手の届きやすい手元のほうに付けられていますが，チェアを横にするスイッチと連動し，患者さんが診療姿勢になったときに，自動的に点灯するものもあります。

【コップ周辺】　左を見ると，うがいのためのコップと，すぐ上に注水口があります。これには公園や駅の水飲み場のように，ボタンを押すと下から水が噴水のように出るタイプもあります。コップを使用する場合は，コップ置き場にコップの重さの減少や水位の低下を感知するセンサーがあり，うがいの後に自動的にコップに水を満たしてくれます。また，ゆすいだ水をはき出す場所をスピットンといい，うがいの際に水がはねにくい構造になっていて，中が汚れた場合は，それを洗い流す注水口も付けられています。

【バキュームなど】　さらに，左側には歯科医師の診療を介助する歯科衛生士や歯科助手たちが使用できるように，空気や水を出す道具のスリーウェイシリンジ（70〜71ページで紹介），口の中にたまった唾液（つば）や水，歯の削りかす，薬液などを掃除機のように吸いとるバキュームという管が目に入ります。また，吸い込む力は弱いのですが，先がUの字型になっていて口角（唇の横の部分）に引っかけて，常に唾液を吸い込む，排唾管を使用することもあります。

【デンタルチェア】　最後にチェア（椅子）です。以前は，患者さんがふつうに腰をかけたような状態で口を開け，歯科医師が立って診療をする立位診療が主流でしたが，現在では患者さんをほぼ水平に寝かせて，座って診療をする座位診療に移行しています。そして患者さんの寝心地がよいように，チェアは人間工学を配慮して作られています。歯科医師は治療の際，患者さんの頭の真後ろにきたり，真横にきたり，その中間の位置へと，治療部位や治療内容によって自由自在に移動します。また，歯科衛生士たちもそれに対応して，器具の受け渡しや診療介助が的確にできます。さらに，もし歯科医師1人であっても，左右の器具を駆使して診療できるように，各部品が配置されています。このチェアは医師の足で好きな角度，高さに操作できるようにフットスイッチが付けられていますが，これは常に使うスイッチを診療で汚れた指で触ることを避ける工夫です。

チャートの使い方

　デンタルチェア（ユニット）について取り上げました。患者さんに，その来院時間の大半を過ごすことになるデンタルチェアについての理解を深めていただくことにお役立てください。

治療で使う機械・器具・材料 ③

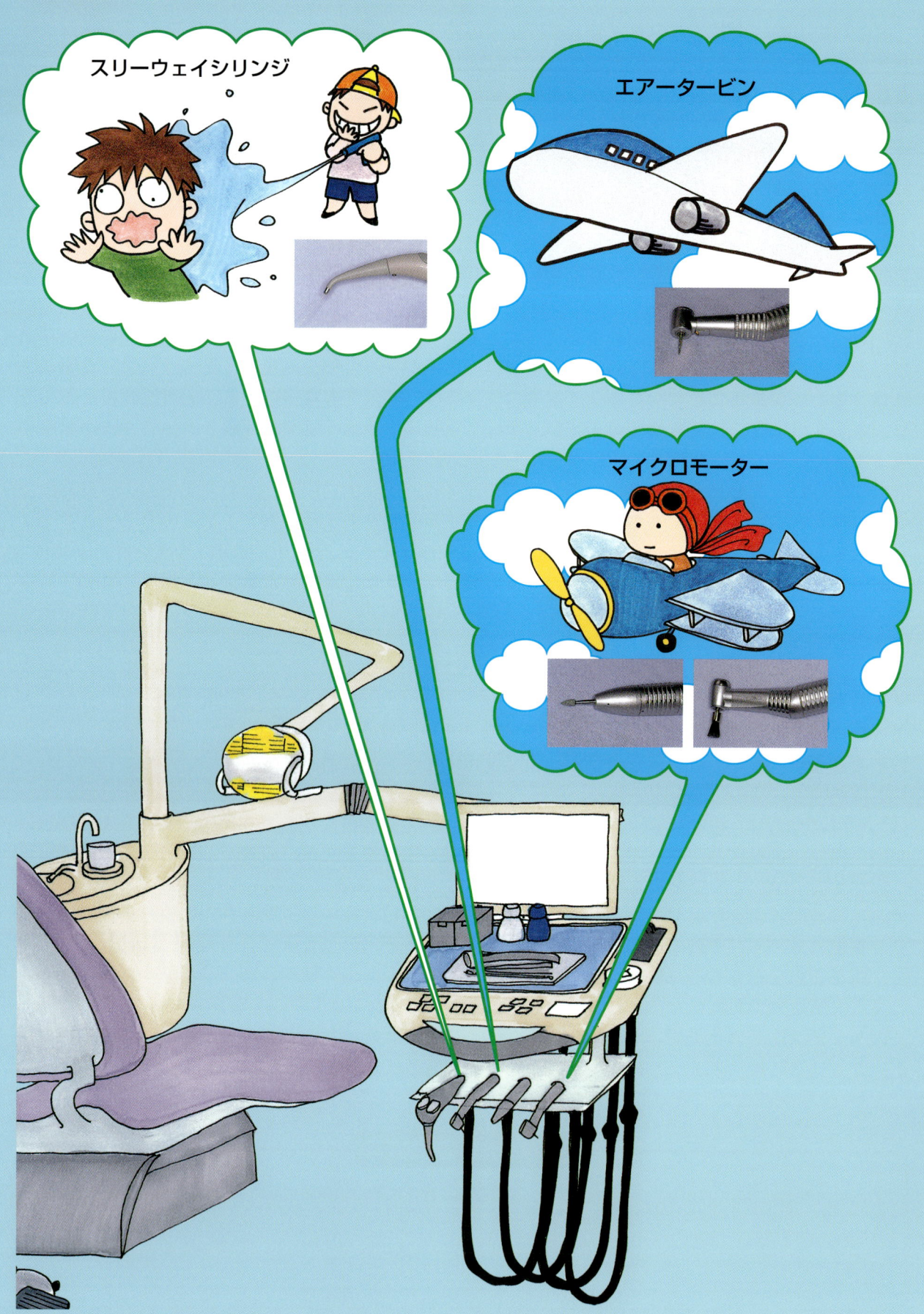

スリーウェイシリンジ

エアータービン

マイクロモーター

エアータービン・マイクロモーター・スリーウェイシリンジ

　ここでは，68〜69ページで取り上げたデンタルチェアの中で，歯科医師がよく使う，患者さんにとってはいささか憂鬱な歯を削る道具，ハンドピースと，歯を乾かしたり，ぬらしたりする時に活躍するスリーウェイシリンジについて紹介します。診療中に使用される道具であるため，患者さんの眼に直接触れることは少ないかもしれませんが，器具が歯に触れたときの"感触"はよくご存じだと思います。

【エアータービン】　この器具は，キーンという音がおなじみです。あのジェット機のエンジンのような音で，齲蝕（むし歯）を取り除いたり，歯の形を整えたりする上で欠かせないエアータービンエンジンと呼ばれる器具です。ダイヤモンドを表面にコーティングしてあり，いろいろな形のバーというものは，ダイヤモンドに匹敵するぐらい硬いといわれる歯を削る力をもっています。別の素材がついているものをポイントと呼ぶこともあります。圧縮された空気でそれを受ける風車である羽車（ローター）の部分を，毎分40万から50万回転という速さで回転させ，その力をバーに伝えるのです。つまり，ものすごく強い風の力が回転力となり，バーに伝わるのです。また，歯などを削る際には摩擦熱が生じ，削っている面が焦げてしまうので，それを冷やすために水が同時に霧のように噴射されます。さらに，先の部分にライトがついていて，作業する場所を明るく照らすタイプもあります。このタービンは，すばやく効率的に歯を削り，患者さんの苦痛を最小限におさえることを考えて作られたものなのです。

【マイクロモーター】　この器具は毎分2000から4万回転と，回転数はタービンより劣りますが，トルク（回転力）があり，治療になくてはならない切削器具です。口の中の作業に向いている曲がったタイプ（コントラアングル）と，口の外での作業に向いている真っ直ぐのタイプ（ストレート）があり，用途に応じて取り替えることができます。曲がったタイプは，先のバーやポイントを取り付けることで，タービンでは削りすぎてしまうような齲蝕の部分の除去や，歯の表面をみがいたりすることに使います。回転数が低いため，摩擦熱は少ないのですが，タービンと同じく水が出るものもあります。真っ直ぐのタイプは，先のポイントを付け替えて，歯に詰めたり被せたりする金属や入れ歯などのプラスチックを削ったり，みがいたりする際に使う切削器具です。こちらは，口の外で多く使うものなので，削る際に，歯科衛生士さんなどが水ではなく空気をかけて冷やす場合が多いようです。タービンがジェット機のエンジンであるならば，こちらはプロペラ機のエンジンといったところでしょうか。

【スリーウェイシリンジ】　これはボタンの押し方で空気，水，そして空気＋水で作り出した霧を先から水鉄砲のように吹きだす器具で，これらの3つの機能があるのでこの名がついています。空気は唾液や血液を治療する場所から排除するため，水は治療によって生じた齲蝕の削りかすや余剰な薬液などを洗い流すためや歯を削る際の冷却に，霧は同じく洗浄などのために使われます。このときに口の中にたまる水は，68〜69ページで解説したバキュームによって吸い込みます。この器具は，チェアの歯科医師の側と，それをサポートする人の側との両方にあります。

　以上，紹介した3つの器具は，歯科の治療になくてはならないものであり，これらの器具の進歩が，現在の歯科の治療体系を作り上げる一助となってきたのです。

チャートの使い方

　デンタルチェア（ユニット）についている器具を取り上げました。患者さんに，その来院時間の大半を過ごすことになるデンタルチェアとその周辺の器具について，理解を深めていただくことにお役立てください。

治療で使う機械・器具・材料 ④

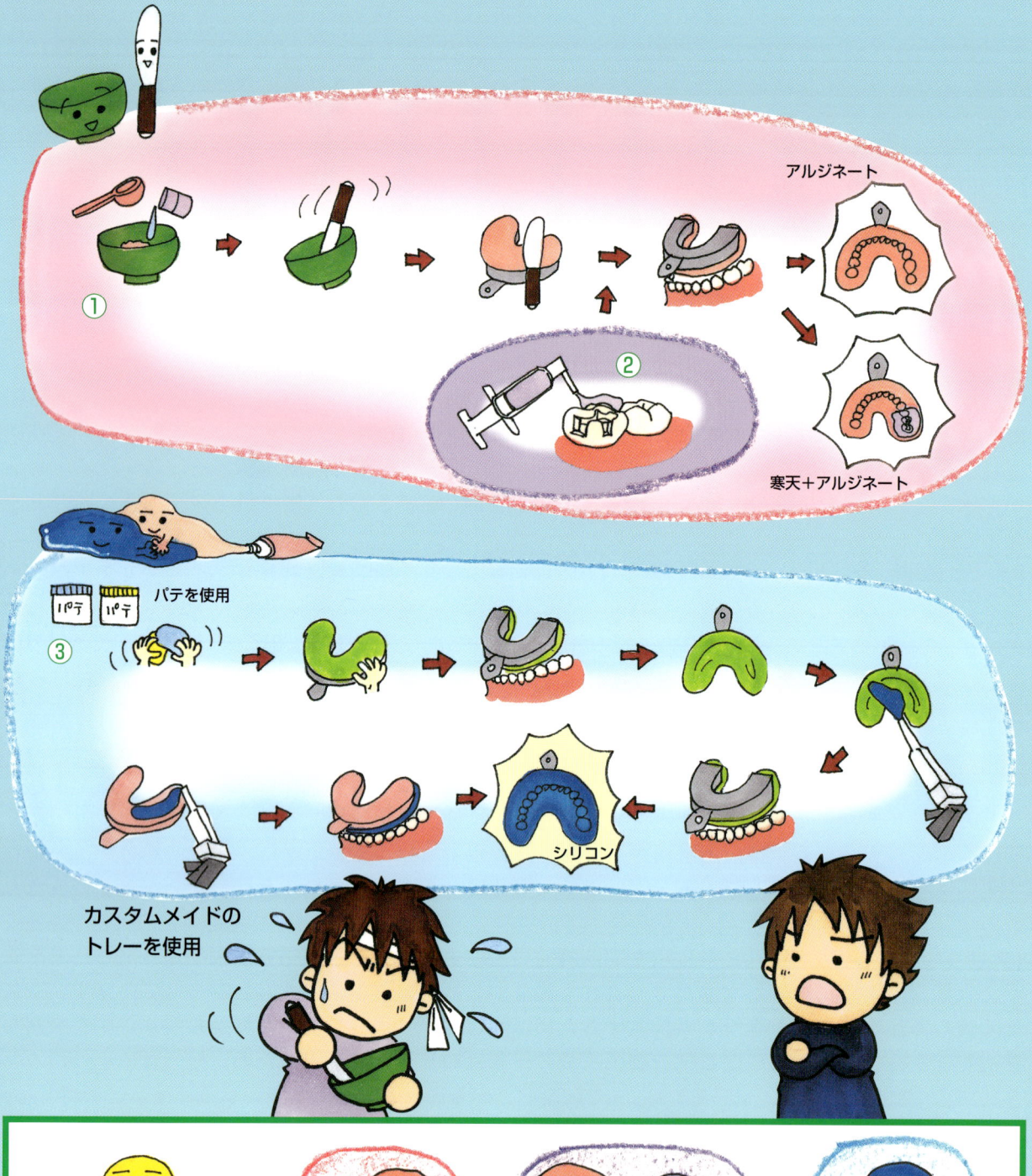

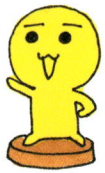

アルジネート

寒天＋アルジネート

パテを使用

カスタムメイドの
トレーを使用

シリコン

このモデルを印象材で型どりしてみると……

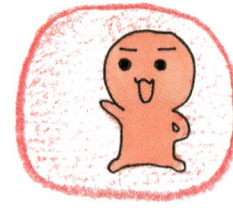

① **アルジネートのみ**
ほぼ正確にとれているが，精密さに欠ける部分がある

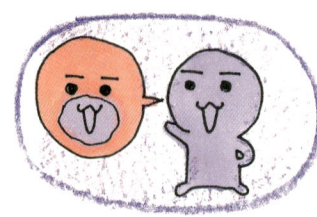

② **寒天＋アルジネート**
寒天を使用した部分がより精密にとれる

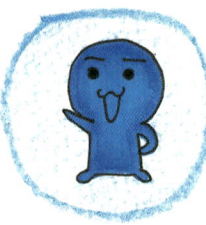

③ **シリコン**
全体的に精密にとれる

印象材とその器具

　歯科ならではの便利な材料，印象材についてのお話です。歯科医院でよく目にする口の中の石こう模型をどうやって作るかご存じですか？　歯医者さんがよく口にする「では型をとりましょう」――この言葉からその準備が始まるのです。私たちは印象採得と呼んでいます。これは，歯ならび，歯ぐきの形を口の外で再現していろいろ調べるための研究用模型，また治療のために詰め物，金属の冠，入れ歯を作製するための作業用模型などを作製するためのものです。
　では，その方法を3通りだけ例にあげて見ていきましょう。

【アルジネート印象（アルギン酸印象）】①　ごく一般的な方法で，研究用の模型を作る場合などに用います。ラバーボールというゴムの器にアルジネート印象材の粉と水を入れて，スパチュラという撹拌用のヘラで30秒ぐらい手早くかき混ぜます。ペースト状になりますので，空気の泡をよく抜いて口の中の歯ならびにあった大きさのトレーという器にそれを盛ります。それを，口の中に入れて歯に圧接していき，歯や歯ぐきの部分が十分に印象材で覆われたら動かさず，固まるのを待ちます。患者さんにとっては長い時間に思えるかもしれませんが，だいたい3分ぐらいです（材料によって多少違います）。ゴムのようになったらシュポンとはずします。トレーに盛った印象材には，患者さんの歯などの形にあった凹凸が正確に印記されています。この材料はちぎれやすく，乾くと形が変わるので，なるべく早く，水で溶いた石こうを泡が入らないように振動を与えながらていねいに流し込み，固めるのです。約1時間ぐらいして石こうが固まったら，印象材からはずして，周囲の形を整えたら終了です。色は無理ですが，口の中とそっくりな石こう模型ができあがります。

【寒天・アルジネート連合印象】②　この方法は部分的に精密な型をとるためのものです。温めて溶かしておいた寒天を，シリンジという注射器のようなもので，精密に型をとりたい部分などにていねいに流し込み，それが冷えて固まる前にトレーに盛ったアルジネート印象材を上から①の方法と同じように被せます。アルジネートが固まって取りはずす時，寒天を流し込んだ部分も一緒にはずれてきます。この寒天を入れたところはより精密に型がとれていて，精密な模型ができます。

【シリコン印象】③　この材料は，アルジネートと違い，水を混ぜるものではなく，それぞれ2本のチューブに入った流動性のある材料を混ぜ合わせるとゴムのように固まるものです。粘土のような2つの材料を混ぜて固めるボディタイプと，流動性のある2つのタイプをシリンジを使って混ぜ合わせるペーストタイプとがあります。シリコンは固まった後，アルジネートと比較して形が変わったりちぎれたりしにくい性質があります。あらかじめトレーにボディタイプを盛ってそれで型をとり，表面に大まかな凹凸をつけておいたところに，流動性のあるペーストタイプを盛って，再び同じ位置にトレーを戻し，固まるのを待ちます。または，あらかじめ作った研究用模型の上で患者さんの歯ならびの形にあったカスタムメイドのトレーを作り，それを使いペーストタイプだけで印象をとる場合もあります。この方法は，入れ歯の型をとるときに使われることが多いようです。

　この他，いろいろな印象材料，印象方法があり，それぞれ一長一短があります。しかし，どの方法も患者さんの口の中と同じ形を正確に石こう模型上に再現させるための，歯科医師や技術者たちの長い努力の歴史があるのです。

チャートの使い方

　印象採得の材料とその違いについて取り上げました。印象採得に関して患者さんの理解を深める際にお使いください。

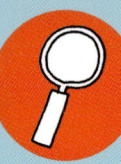

治療で使う機械・器具・材料 ⑤

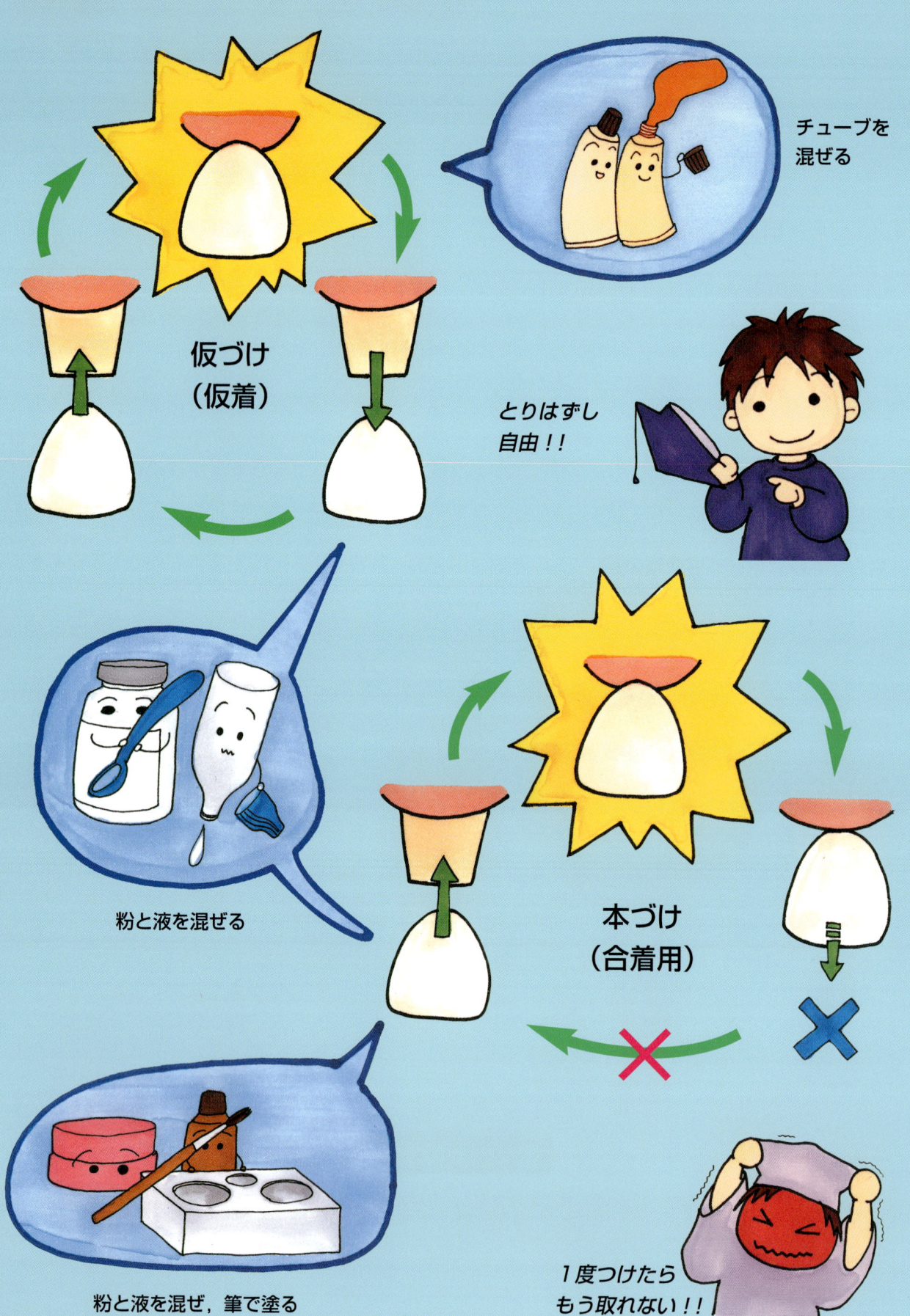

仮づけ（仮着）

チューブを混ぜる

とりはずし自由！！

粉と液を混ぜる

本づけ（合着用）

粉と液を混ぜ，筆で塗る

1度つけたらもう取れない！！

歯科用セメント

　歯科用セメントについてのお話です。セメントと聞くと，ビルや道路を作るときの材料を思い浮かべると思いますが，歯科では，被せるものや詰めるものを歯にくっつける際に，このセメントを使います。つまり，どちらかというと，接着剤のような役割をもっています。このセメントの使用方法には，大きく分けると，後で取りはずせるように仮につけておく仮着と，半永久的に取れないように本格的につける合着とがあります。

【仮　着】
　最終的な冠やブリッジができるまでの処置として，仮に作られたプラスチック製などの歯（仮歯）を使っている場合があると思います。この"仮歯"は，最終的にはできあがった製作物と交換することになりますので，ふつうは取れませんが，必要なときにはすぐ取りはずしできるようにつけておく必要があります。
　このときに使われるのが仮着用のセメントで，チューブに入っているものを混ぜるタイプと，粉と液とを混ぜるタイプなどがあります。練ったセメントを仮歯の中に入れて，歯に被せたりして固まるのを待ちます。このセメントは，後に述べる最終的に使う合着用セメントと違って比較的やわらかく，仮歯に少し強い力を加えることで，はずすことができます。そして取り除いた仮歯の中身を掃除したあとで，もう一度必要があれば仮着用のセメントで同じ場所につけ直し，再利用することもできます。このセメントによる仮着は，前歯などに何回にもわたって根の治療を行う際に，そのつど仮歯をつけ直す場合や，できあがった冠やブリッジを，仮づけして様子を見たいときなどにも便利です。

【合　着】
　こちらは，できる限り永遠に冠やブリッジ，インレーなどが取れないようにしっかりとつける（本づけする）ことです。このときに使われるセメントには，昔からよく用いられるリン酸亜鉛セメント，カルボキシレートセメント，グラスアイオノマーセメント，さらには接着性レジンセメントなどがあります。粉と液を混ぜるタイプがほとんどですが，接着性レジンセメントはかなり強い接着力をもっています。
　これらの材料でつけると，よほどのことがない限りはずれません。でも，被せたつなぎ目から齲蝕（むし歯）になったり，被せてある歯にすごい力が連続して加わると，取れてしまうこともあります。もし本づけした歯が取れてしまった場合は，すぐに歯医者さんに相談する必要があります。

チャートの使い方

　歯科用のセメントについて，仮着，合着（本着）のケースを例にあげて，それぞれの使い分けを説明いたしました。補綴物製作時のテンポラリークラウンなどの仮着の際などの説明用にお使いください。

治療で使う機械・器具・材料 ⑥

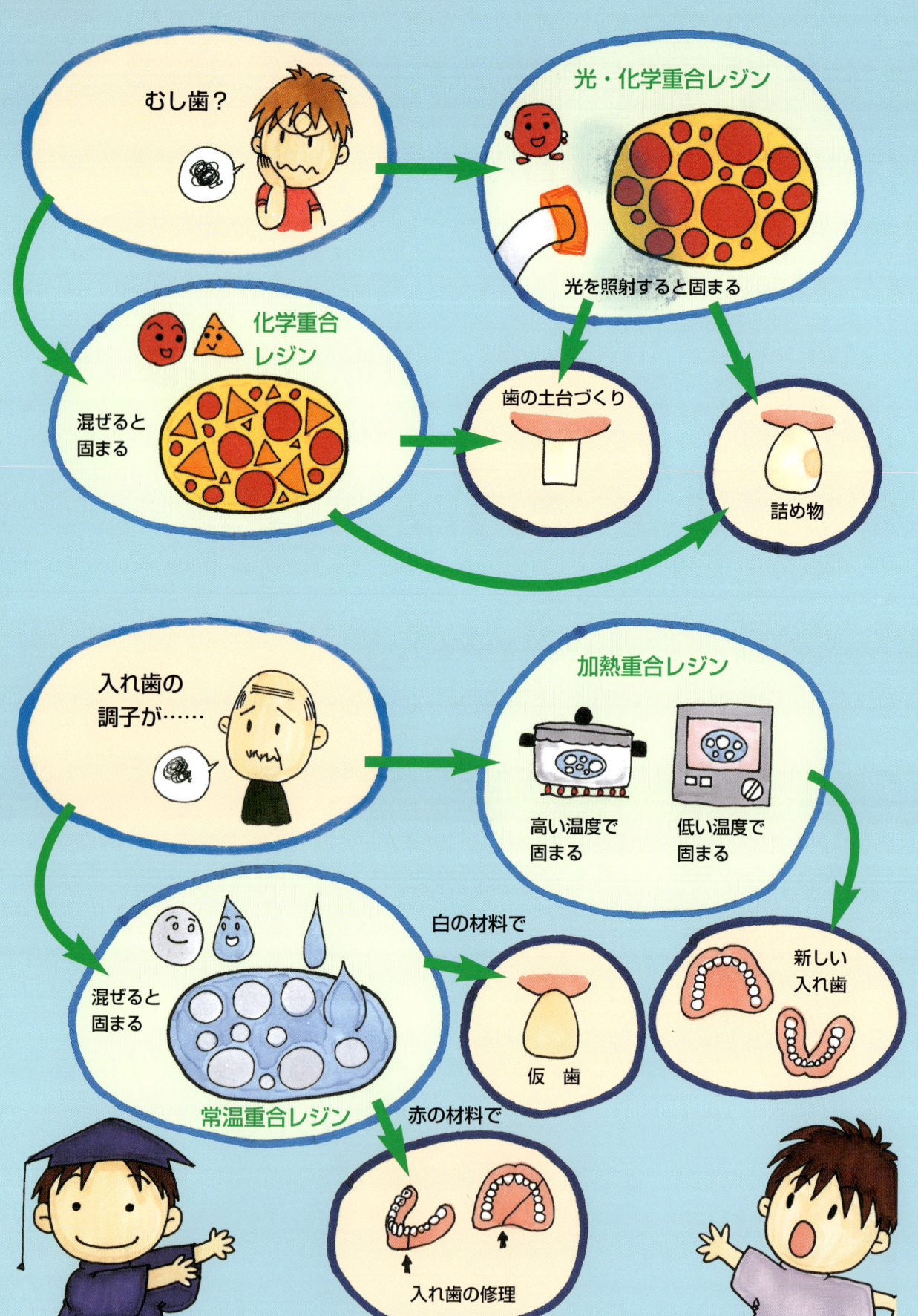

むし歯？

光・化学重合レジン
光を照射すると固まる

化学重合レジン
混ぜると固まる

歯の土台づくり

詰め物

入れ歯の調子が……

加熱重合レジン
高い温度で固まる / 低い温度で固まる

常温重合レジン
混ぜると固まる

白の材料で → 仮歯

新しい入れ歯

赤の材料で → 入れ歯の修理

歯科用レジン

　ここでは"レジン"のお話をします。あまりなじみのない名前かもしれませんが，歯医者さんは患者さんに説明するときには，"合成樹脂（ごうせいじゅし）"とか"硬質（こうしつ）プラスチックの一種"などとよく表現します。この材料は歯科治療にとって欠かせないもので，齲蝕（むし歯）を削った後の詰め物，本物の歯を入れる前の仮に被せる白い歯，齲蝕予防のために歯の溝を埋める材料，歯と歯を接着する材料，入れ歯の赤い部分や人工の歯など，さまざまなケースで使われています。
　このようにレジンといっても，いろいろな種類があります。その代表選手をいくつかご紹介しましょう。

【削った後に詰めることに使うレジン】

　前歯などの齲蝕の部分を削って，その後に詰める材料として優れているのがレジンです。少し難しい話ですが，Bis-GMA系レジンにフィラーと呼ばれる細かい粒子が含まれているコンポジット（複合）レジンが主流です。レジンを固めるのを重合（じゅうごう）といいますが，2つのペーストを練り合わせると固まる化学重合型レジンと，1つのペーストなのですが，光を当てると固まる光・化学重合型レジンがあります。歯の色には個人差がありますが，それぞれの歯の色に合わせた多種類の白い材料を選んで詰めることができます。またこれは，齲蝕でなくなった部分の多い歯に対して詰めて，土台がためをするときにも使われます。

【入れ歯に使われるレジン】

　入れ歯の赤い部分は，一般に加熱重合レジンが使われます。比較的高い熱を加えて固めて，歯ぐきの土手にフィットする床（しょう）の形に仕上げる場合と，60度ぐらいの温度で圧力（2気圧）を加えて固める場合があります。比較的頑丈な材料ですが，落としたりすると割れることがあるので注意が必要です。

【仮に被せる仮歯を作ったり，入れ歯の修理に使われるレジン】

　これには常温重合レジンのMMAやPMMAが使われます。粉と液を混ぜるタイプで，仮歯全体を作ったり，仮歯の形の修正をしたりするときには白い材料が使われます。しかしこの場合，白の種類はあまりありません。また赤の材料は，割れたり，ひびの入ったレジン製の入れ歯の修理の際に多く使われます。壊れ方の少ない入れ歯であるならば，元どおりの形に直すことができます。
　その他，最終的な前歯の被せ物（レジンジャケット冠，硬質レジン前装冠）や入れ歯に使う人工の歯（レジン歯，硬質レジン歯）にも，レジンが使用されます。
　天然の歯ほどではありませんが，レジンで作られた人工の歯や入れ歯，詰め物などのおかげで，私たちの歯は思うぞんぶん働くことができるのです。

チャートの使い方

　レジンを取り上げ，その種類・用途・特徴などについて解説いたしました。歯科治療に欠かせない，この材料の説明用にお使いください。

治療で使う機械・器具・材料 ⑦

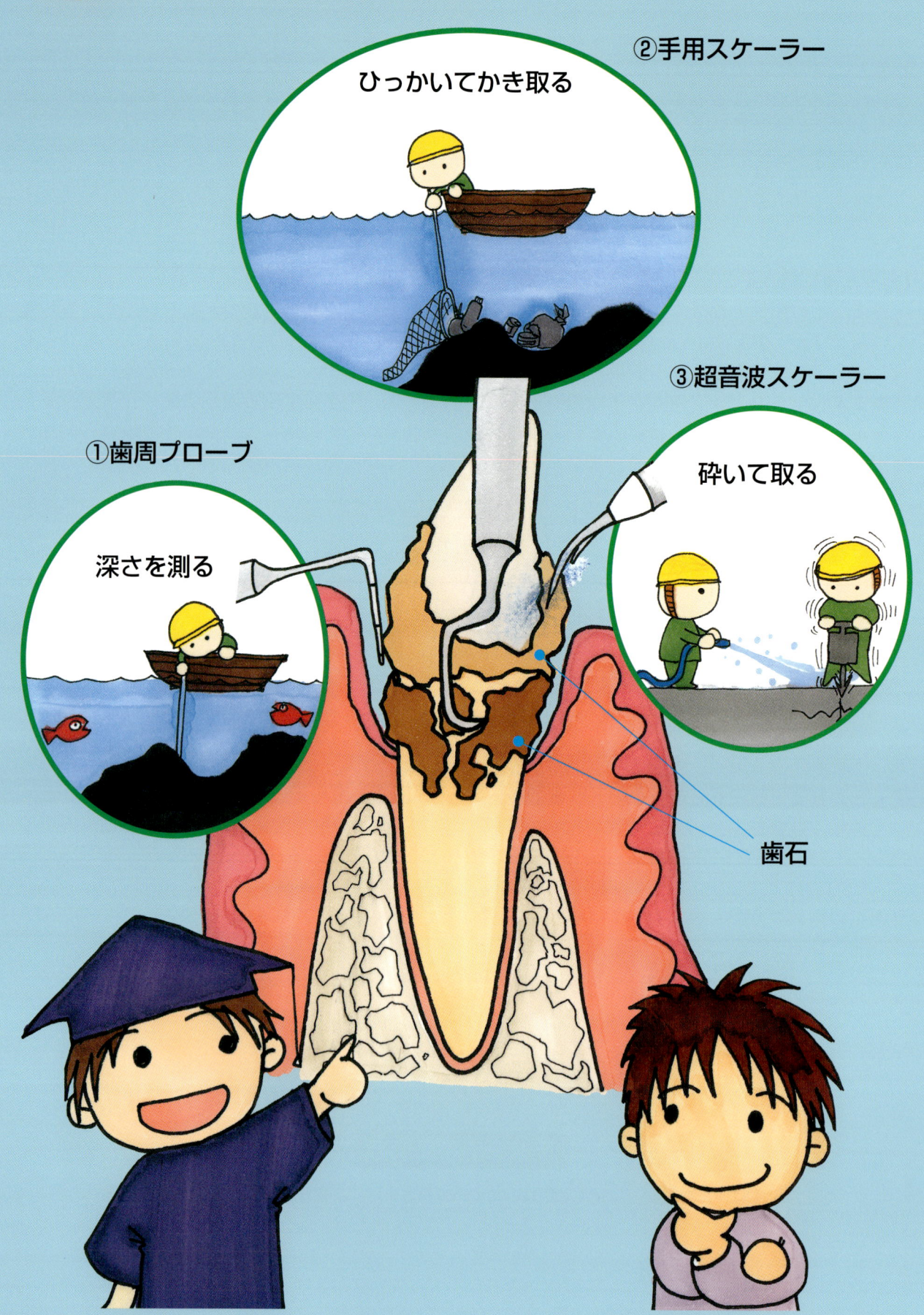

①歯周プローブ
深さを測る

②手用スケーラー
ひっかいてかき取る

③超音波スケーラー
砕いて取る

歯石

歯周プローブ・手用スケーラー・超音波スケーラー

　歯周病の検査や治療に使う道具のお話です。
　歯周病は，歯の周りの歯肉・歯槽骨・歯根膜・セメント質という，歯を支える歯周組織が破壊されてしまう病気です。進み方は，歯の周りにプラークという細菌の固まりが付着することで，歯肉が刺激されて炎症が起き，歯肉と歯との間の溝が深くなります。そこに，さらにプラークがもぐり込み，病気が進行していきます。このプラークは時間がたつと硬くなり，歯石となります。プラークや歯石の悪影響の結果，歯肉から出血し，膿が出て，歯槽骨が溶け，歯がぐらぐらして，最後には自然に抜けてしまうこともあります。この病気の治療は，どの程度症状が進んでいるかを検査できちんと把握して，歯の周りのプラークや硬く歯の面にくっついた歯石を取り除く必要があります。
　では，そのときに使われる，道具を3つ紹介しましょう。

【①歯周プローブ】
　これは，歯と歯肉との間にできた溝を調べる器具です。歯と歯肉の間にこの歯周プローブを入れて，溝の深さを測り，また溝の中の障害物の有無や，溝の底の状態を探ります。先が丸くなっており，太さは1ミリ以内で，物差しのように目盛りが切ってあります。
　このプローブは健康な状態だと，2ミリぐらいまでしか入らないのですが，歯周病になると5ミリ，10ミリと深く入るようになります。また，歯についている歯石のでこぼこを探ったり，歯肉が炎症で出血しやすいかどうかを調べることもできます。歯周病の診査には欠かせない道具です。

【②手用スケーラー】
　歯石を取り除くために作られた器具です。先の形から，鎌型（シックルタイプ）スケーラー，鋭匙型（キュレットタイプ）スケーラーなどがあります。
　この先には幅が1ミリぐらいの刃がついていて，刃を歯石に引っかけて，引っ張りながら歯石をていねいに削り落としていきます。この一連の操作は，手で感触を確かめながら行いますが，溝の深いところなどに上手に刃を届かせるにはテクニックが必要です。鋭匙型スケーラーは，歯肉の下にもぐり込ませて歯の面に付着している細かい歯石を取ったり，でこぼこの根の表面をつるつるにしたりするときに使います。

【③超音波スケーラー】
　こちらも歯石を取り除く道具ですが，機械仕掛けです。スケーラーのチップの先端部が超音波振動（毎秒25000ヘルツ）し，それを利用して，削岩機のように歯石を破壊していきます。歯石の除去と同時に水をかけて，熱の発生を防ぐとともに，歯石を洗い流します。大きな歯石を取り除くときに便利な機械ですが，細かい歯石や深いところの歯石を取る場合には不向きで，そのときは手用のスケーラーを併用します。
　超音波スケーラーは，手用スケーラーのより良きパートナーといえそうです。

チャートの使い方

　歯周組織診査に不可欠な道具である歯周プローブと，手用および超音波スケーラーの特徴，使用目的について解説いたしました。歯周組織診査やスケーリング前の説明用にお使いください。

治療で使う機械・器具・材料 ⑧

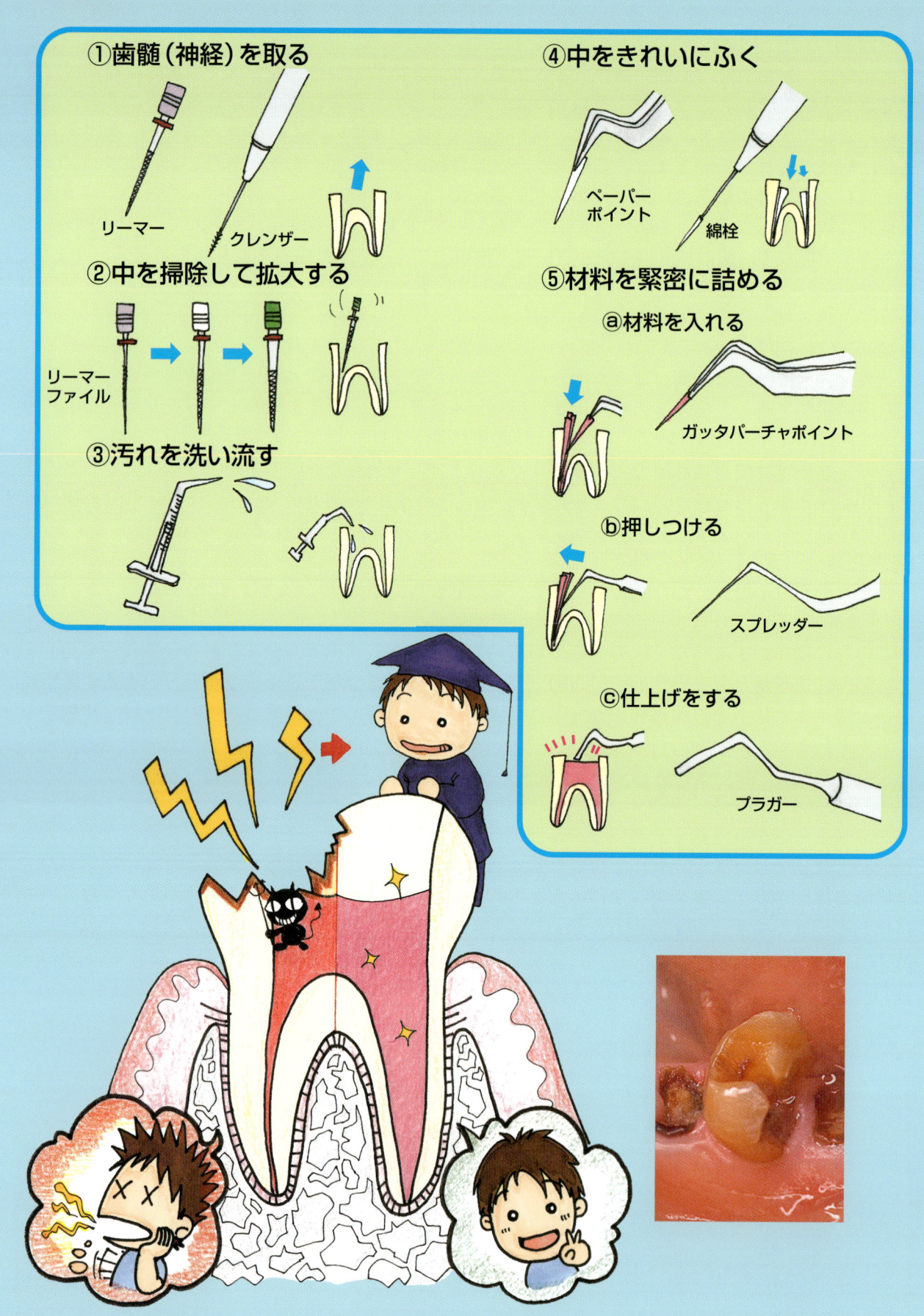

①歯髄（神経）を取る
- リーマー
- クレンザー

②中を掃除して拡大する
- リーマー
- ファイル

③汚れを洗い流す

④中をきれいにふく
- ペーパーポイント
- 綿栓

⑤材料を緊密に詰める

ⓐ材料を入れる
- ガッタパーチャポイント

ⓑ押しつける
- スプレッダー

ⓒ仕上げをする
- プラガー

歯の根の治療に使う器具

　齲蝕（むし歯）がひどくなると，歯の中にある，歯髄という，神経や血管の固まりに細菌が感染して，冷たいものや熱いものがしみるようになり，やがて何もしないでも激しく痛むようになります。このような状態になると歯髄を取り除く必要が生じてきます。歯髄を取り除くことで痛みは止まるのですが，それで終わりではなく，その後に，歯髄の入っていた管を広げ，きれいにして，そこにきちんと薬を詰める必要があるのです。この一連の治療を根管治療または歯内療法と呼びます。

　そのときに使われる道具を紹介しましょう。

【①歯髄（神経）を取る】
　リーマーやファイルというドリルのようなもので神経を少しずつ取り除く方法と，クレンザーという鉄条網のようなトゲトゲのついた針で歯髄を引っかけて取り除く方法があります。いずれも，かなり細い器具です。

【②中を掃除して拡大する】
　歯髄の取り残しがないように，リーマーやファイルで根の管（歯根管）の中を削ってきれいにします。このリーマー，ファイルには，何種類かのサイズがあり，そのサイズを大きくしながら，歯髄の入っていた根の管の太さを徐々に広げ，拡大していきます。これは，後で薬を詰めやすくするために必要なステップです。

【③汚れを洗い流す】
　有機物を洗い流す特殊な薬品，消毒薬やきれいな水を入れたシリンジを使って，根の中の汚れや削りかすをきれいに洗い流します。とにかく根の中を清潔に保つことが重要です。

【④中をきれいにふく】
　根の中に残った薬などを，紙でできた細いポイント（ペーパーポイント）や，細く巻いた綿（綿栓）できれいにふき取ります。根の治療が数回に及ぶ場合には，このペーパーポイントや綿栓に薬を染みこませたまま根の中に放置して，そのまま上からフタをして，1週間ぐらい薬を作用させることもあります。

【⑤材料を緊密に詰める】
　②で広げた根の中に，少しずつ薬を詰めていきます。このときには，ピンセットでガッタパーチャポイントという少しやわらかい材料を入れながら，スプレッダーと呼ばれる細い金属製の針のようなもので横に押しつけ，何本ものガッタパーチャを緊密に根の中にならべていきます。実際には，セメントのようなものを少し使いながら，詰めた材料と歯との間に隙間がないようにしていきます。

　全部詰め終わったら，プラガーで地ならしして，歯内療法は終了です。歯髄は失われましたが，歯として，まだまだ働くことができます。その後は，上に金属の詰め物をしたり，冠を被せたりします。

チャートの使い方

　歯内療法に使われる，器具・機材について解説いたしました。歯の根をどんな道具を使って，どのように治療をしていくのか？　目には見えにくい部分の治療に使う器具を説明する際にお使いください。

治療で使う機械・器具・材料 ⑨

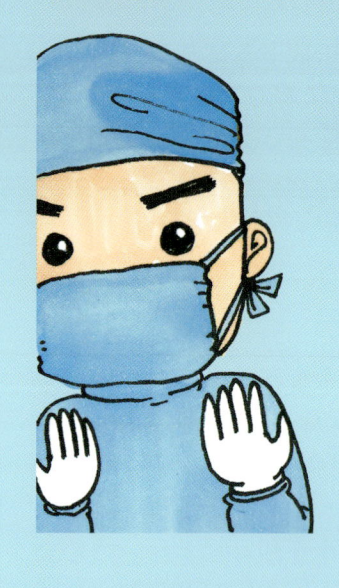

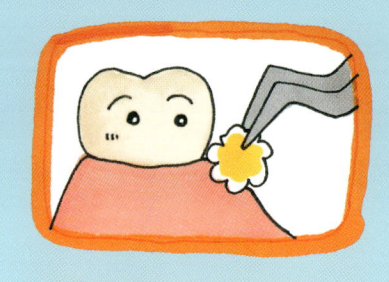

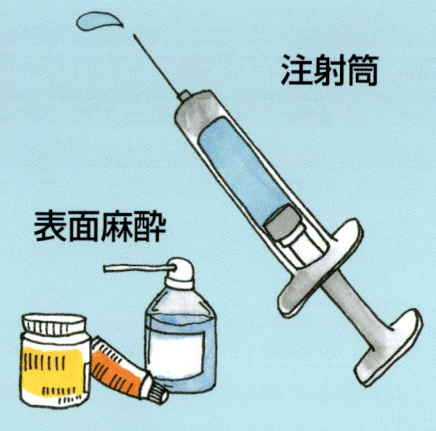

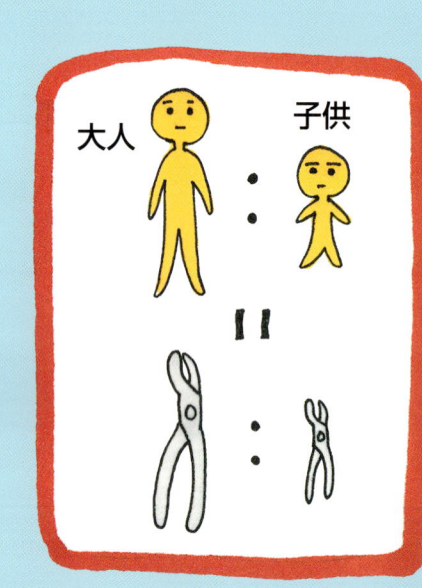

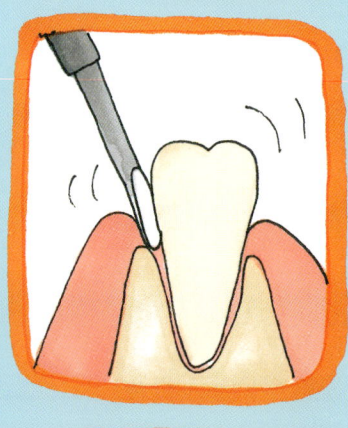

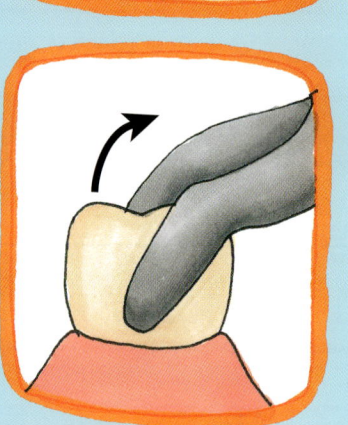

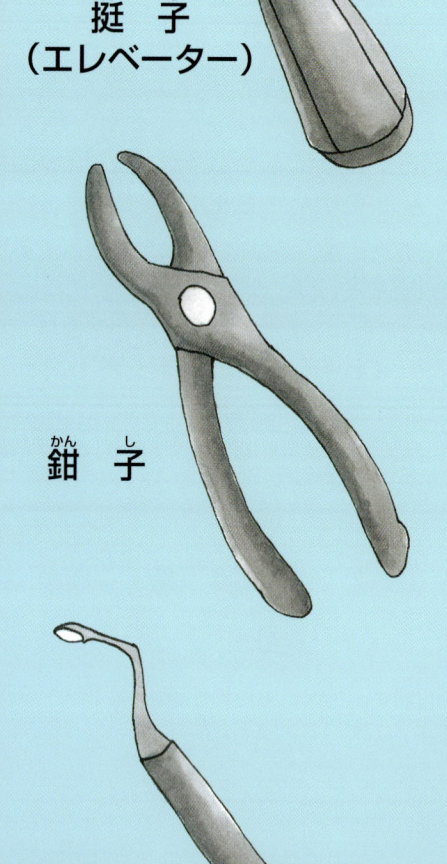

注射筒

表面麻酔

挺子（エレベーター）

鉗子

鋭匙

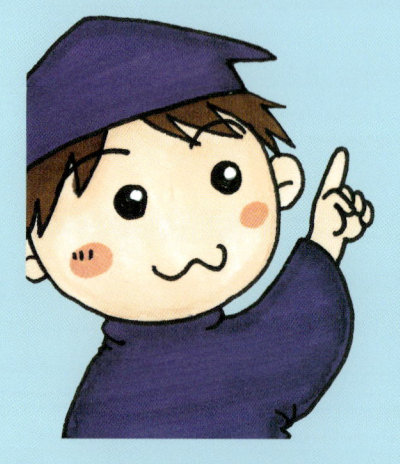

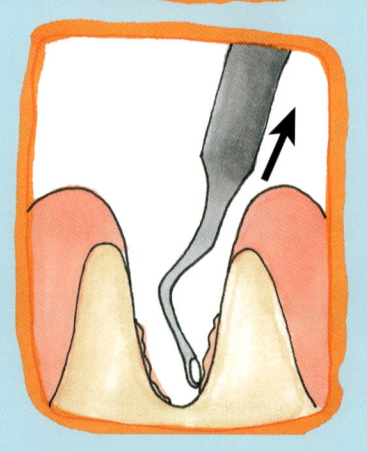

大人　子供

小外科手術用の器具その① 抜歯に使う器具

　齲蝕(むし歯)や歯周病が悪化したり，親知らずが痛んだりすると，歯を抜かなければならないことがあります。これは，その歯を残しておくことによって炎症が広がり，周りの骨や隣の歯などに被害が及ぶのを防ぐためです。

　抜歯は，歯医者さんで一般的に行われる処置のひとつですが，麻酔が必要で，出血も伴うことから，外科手術の中に含まれます。

　そのときに使われる道具を紹介しましょう。

【表面麻酔剤と注射筒】
　表面麻酔剤は，麻酔の際に針を刺す場所が痛くないように，歯ぐきの表面を麻痺させるために使います。その後に，手術の場所を部分的に眠らせるために麻酔液を注射します。

【挺子(エレベーター，ヘーベル)】
　「エレベーター」といっても，乗るエレベーターではなく，歯を，それが納まっている周りの骨のくぼみから引き上げるときに使う器具です。持つところが太く，先が細くなっています。こうすることで，先端部に力を集中させることができるのです。歯と骨の隙間に入れて，先を回転させたり，こじったりして，テコの原理を用い，歯と骨との間を結ぶ歯根膜線維を切り離して持ち上げていきます。歯が脱臼してぐらぐらしてきたら，しめたものです。

【鉗子】
　これは，歯をしっかりとつかんで引き出すための道具です。よくマンガでは，ペンチのように描かれていますが，実際には抜く歯の形や場所に応じて歯をつかみやすいように，先端部分の形や角度に工夫が施されています。永久歯用だけでなく，乳歯用の小さなものもあります。

【鋭匙】
　これは，歯を抜いた後，骨のへこみの中を掃除するための器具です。スプーンに似た形のものが両端についていて，歯を抜いた後に残っている不要な肉芽組織や歯や骨のかけらなどを，これを使ってきれいに搔爬して取り除きます。

　場合によっては，傷口の一部をふさぐために，縫合を行うことがあります。

　これらの器具は，歯を抜く際にいたずらに周りの組織を傷つけることなく，確実に目的が達成できるように作られています。

チャートの使い方

　小外科手術用の器具の紹介として，抜歯の際に使われる器具について解説いたしました。抜歯の手順などを説明する際にお使いください。

治療で使う機械・器具・材料 ⑩

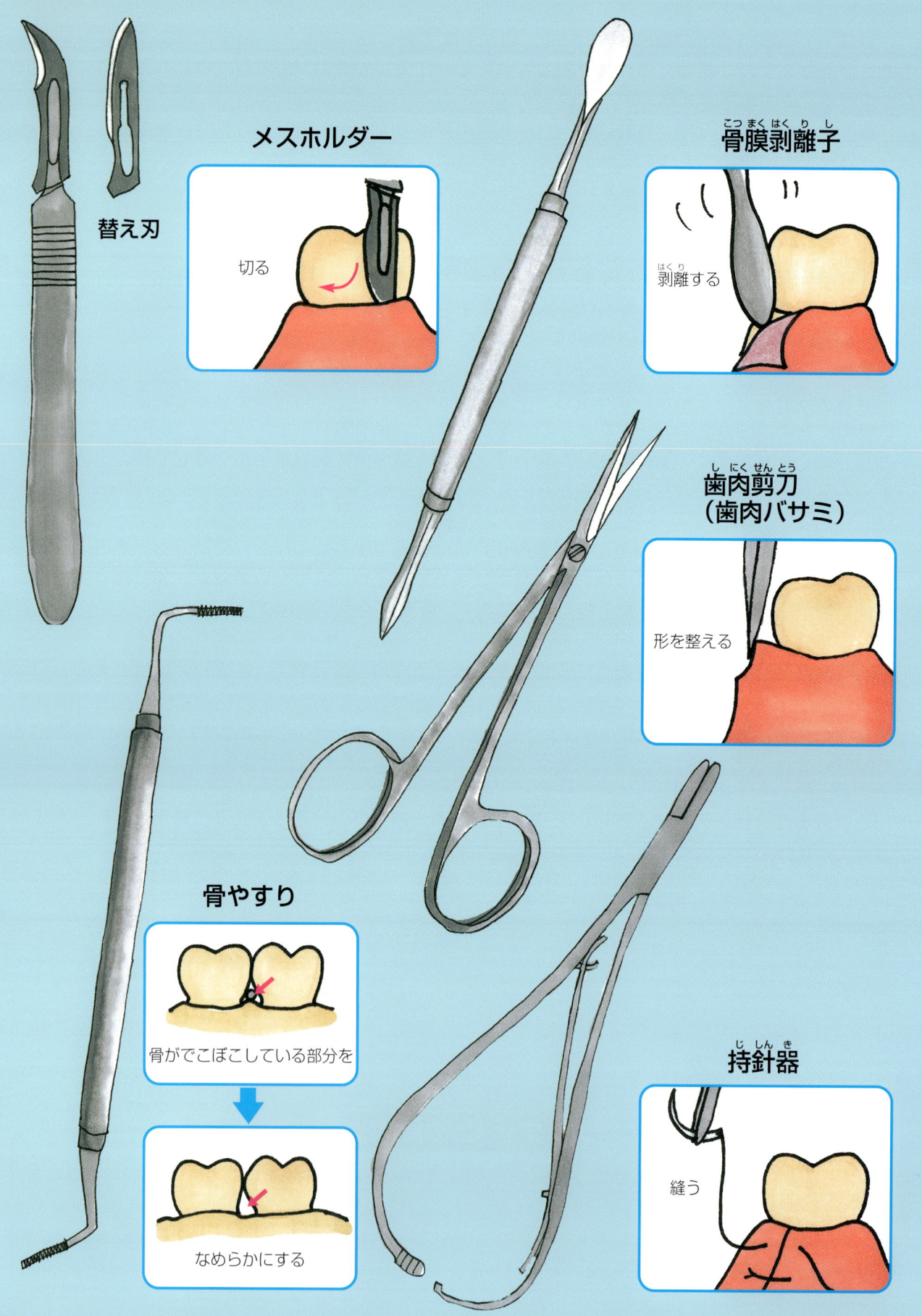

替え刃

メスホルダー
切る

骨膜剥離子
剥離する

歯肉剪刀（歯肉バサミ）
形を整える

骨やすり
骨がでこぼこしている部分を
なめらかにする

持針器
縫う

小外科手術用の器具その② 歯周外科手術に使う器具

　歯周病の手術などに使われる器具を紹介しましょう。
　歯の周りの組織を破壊していく歯周病を治療する際に，病気があまり進んでいない場合は比較的早く治療が終わる場合が多いのですが，病状がかなり進行していると，治療に多くのステップが必要となり，歯が失われるのを防ぐために，歯周外科手術が必要となることがあります。
　つまり，歯ぐきの上からでは歯ぐきにかくれている深くて悪い部分にまで器具が届かないため，歯ぐきを切り開いて，悪いところがよく見えるようにしてから処置を行う必要があるのです。

【替え刃メスとメスホルダー】
　82～83ページで紹介した部分的な麻酔をした後に，歯肉（歯ぐき）を切るときに使う器具として，メスがあります。メスの刃の部分は使い捨てになっていて，メスホルダーと呼ばれる滅菌・消毒して何度も使用する部分に，使うたびにはめ込みます。メスの替え刃には用途に応じていくつかのタイプがあります。

【骨膜剥離子】
　歯肉は骨の表面にくっついています。手術の際には，歯肉がじゃまになることがあり，その場合は，この骨膜剥離子によって歯肉を骨から引きはがし（剥離），手術に必要な視野を確保します。
　この器具の先端部は平たいスプーンのようで，側面が薄くなっています。歯肉剥離掻爬手術（フラップ手術）などでは，この部分を骨と歯肉との間に入れて，ゆっくりと引きはがしていくのです。

【骨やすり】
　歯肉の下にある骨は，時にはでこぼこしていて，そのために歯ぐきが痛んだり，形が不整になったりしています。そこでこの器具で，その部分を削ってなめらかにするのです。やすりの名のとおり，表面に規則的な突起があって，その部分を骨に当てて削ります。

【歯肉剪刀】
　先がとがって細くなった，小さなはさみのような形をしています。切り開いた歯肉の形を整えたり，余分な部分を切り取ったり，場合によっては，歯肉を縫う際に使った糸を切るときに使います。

【持針器】
　切り開いた歯肉などを，針と糸とを使って縫い合わせるときに使用します。針をしっかり，はずれないように持って，思うがままの位置に針を刺し，糸を結ぶための手助けをします。傷口をきちんと縫い合わせるためにはこの器具が必要です。

チャートの使い方

　小外科手術用の器具の紹介として，歯周外科手術などの際に使われる器具について解説いたしました。手術の手順などを説明する際にお使いください。

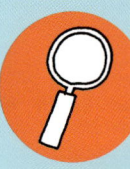

治療で使う機械・器具・材料 ⑪

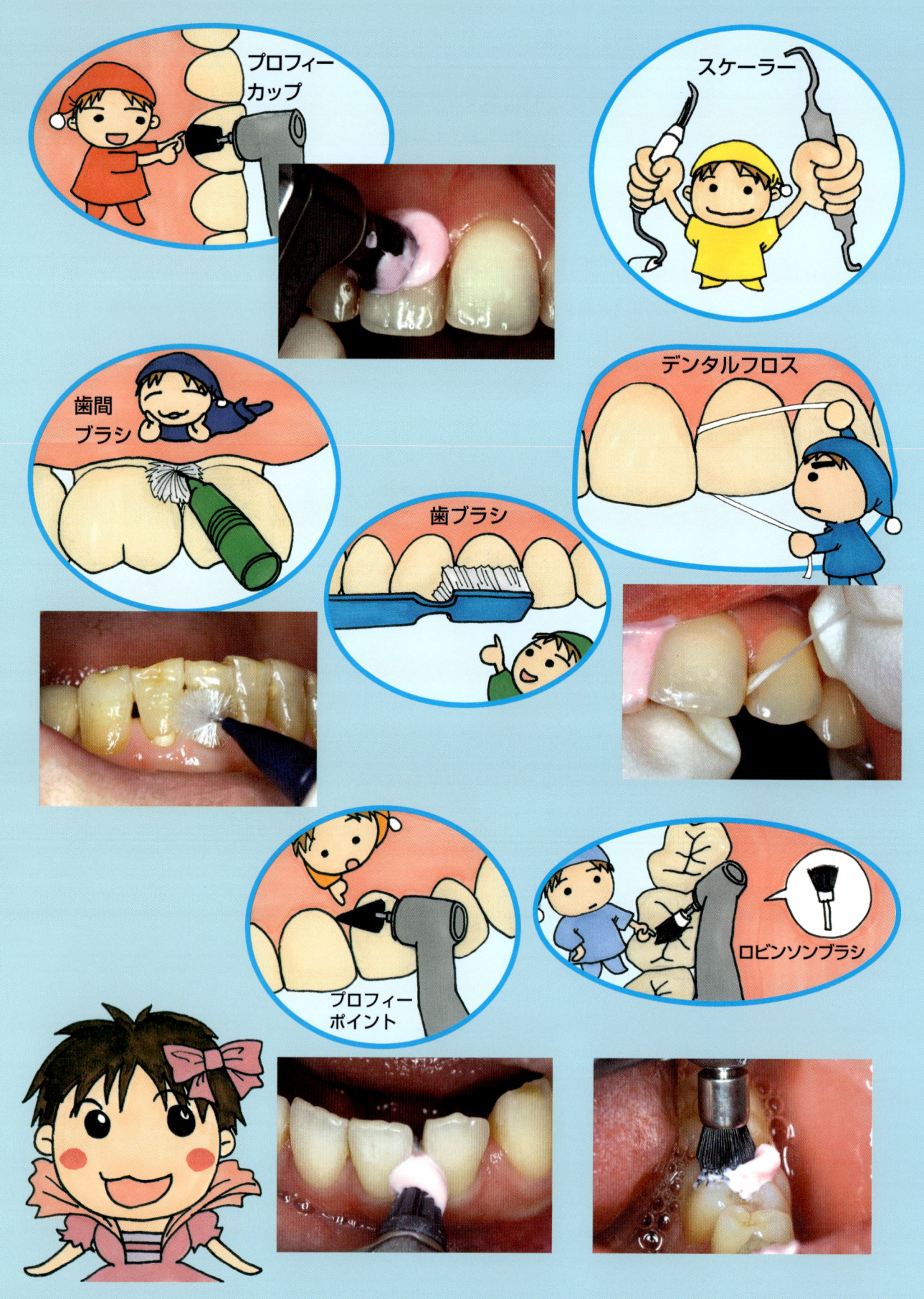

- プロフィーカップ
- スケーラー
- 歯間ブラシ
- 歯ブラシ
- デンタルフロス
- プロフィーポイント
- ロビンソンブラシ

PMTCに使う器具〔齲蝕(むし歯)や歯周病の予防〕

　ＰＭＴＣ，なにやら難しそうな名前ですね。これはProfessional Mechanical Tooth Cleaningの略で，器具・器械を使った歯科医師や歯科衛生士，すなわちプロたちによる患者さんの口の中の清掃のことをいいます。患者さん自身で口の中をきれいにお掃除できない場合や，歯科医院での定期健診などの際にこれを行います。ここでは，このＰＭＴＣの際に使用される道具を，7つほど取り上げてみましょう。

【プロフィーカップ，プロフィーポイント，ロビンソンブラシ】

　プロフィーカップとプロフィーポイントは，ラバー（ゴムのようなもの）でできた小さい，お椀や円錐型をしたポイントで，コントラと呼ばれる器械の先につけて使用します。また，ロビンソンブラシ（エンジンブラシ）も同じくコントラの先につけて使用しますが，こちらは歯ブラシのような毛が円形にならべられています。

　コントラは，70～71ページで紹介したように，切削用具を先につけて回転させ，齲蝕（むし歯）の部分を削り取ったりするときに大活躍する器械です。しかし，ＰＭＴＣの際には，切削器具の代わりにこれらの掃除をするためのポイントをつけ，その先に研磨剤と呼ばれるみがき砂を塗って緩やかに回転させながら，歯の表面のプラークの汚れや茶渋などの色素を落とします。プロフィーカップやロビンソンブラシは平らな面を，プロフィーポイントは歯と歯の間をみがく際に向いています。

【スケーラー】

　こちらは，おなじみの歯石を取るための器具です。やわらかい汚れであるプラークをつけたまま放置しておくと，やがてプラークは固くなって歯にこびりつきます。

　この歯石は，プラークがさらに付着しやすい環境を作り上げるとともに，歯周病などの原因にもなります。よって，この歯石の除去はとても大切で，そのための器具には手用スケーラーと超音波スケーラー（78～79ページ参照）とがあります。

【歯ブラシ，歯間ブラシ，デンタルフロス】

　これらの器具は，通常患者さん自身が家庭で使用するものです。しかし，ＰＭＴＣでは歯科医師や歯科衛生士がこれらの器具を手にとって，使用法を患者さんに教えたり，また使い方を復習させながら，口の中をきれいにしていくのです。

　これらの道具を使用したＰＭＴＣは，齲蝕や歯周病の直接的な治療法ではありません。しかし，これにより定期的に歯や歯肉（歯ぐき）の周囲から，プラークという病原菌の巣を取り除くことが，それらの病気の発症や再発を防ぐ上で，とても重要な役割を果たすことになるのです。

チャートの使い方

　ＰＭＴＣの際に使われる器具の中で，代表的なものを取り上げました。本法の手順・使用器具を説明する際にお使いください。

治療で使う機械・器具・材料 ⑫

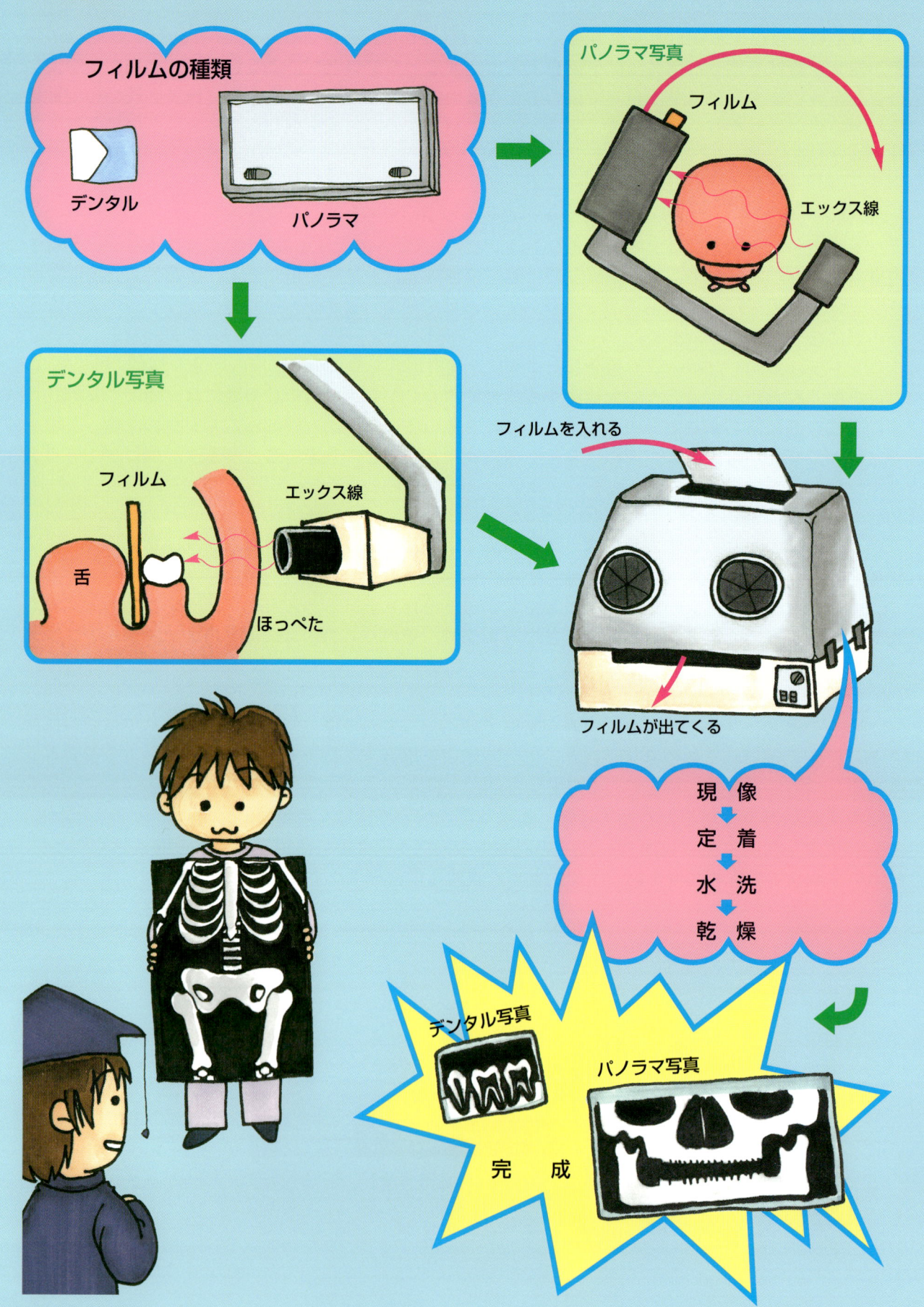

フィルムの種類
- デンタル
- パノラマ

パノラマ写真
フィルム / エックス線

デンタル写真
フィルム / エックス線 / 舌 / ほっぺた

フィルムを入れる → フィルムが出てくる

現像 → 定着 → 水洗 → 乾燥

完成
デンタル写真 / パノラマ写真

エックス線撮影の世界

　病気の診断にとても役立つもの。それは，エックス線撮影です。骨折，がんなどのさまざまな病気が原因で起こる体の中の変化を，体を切り開かなくても，フィルムに写し出された画像から知ることができるのです。歯科治療でも，歯や骨などの病気の診断に使われています。ここでは，そのエックス線撮影の世界の一部をお見せいたしましょう。

【エックス線フィルム】
　フィルムには，名刺の半分ぐらいの，歯を3～4本写し込む大きさのものから，頭全体がまるごと写るものまであり，目的に応じて使い分けられます。患者さんがよく目にするのは，先に述べた小さなもの（デンタルフィルム）と，画用紙の半分くらいのサイズ（パノラマフィルム）の2つでしょう。これは写真のフィルムと同じように，光に当たると感光して，現像した後真っ黒になってしまうので，フィルムの本体はビニールやアルミ箔などによってパッキングされています。

【エックス線撮影装置：デンタル写真撮影のための装置】[デンタル写真]
　こちらはみなさんもおなじみの機械で，アームの先にコーンと呼ばれる茶筒みたいなものがついています。図は数本の歯を先ほどの小さなフィルムに写し込むため，エックス線を照射する部分です。まず，撮影したい歯の裏側（舌のほう）にフィルムを置いて，コーンの方向を顔の外側から歯とフィルムに向けて固定します。そして，スイッチを押すと，コーンの先からエックス線が出て，歯や歯の周りの骨の様子が，フィルム面に焼き付けられます。歯や骨のような固いものではエックス線が通り抜けにくいので，その部分は白く写ります。また歯の中の神経や，骨があまり緊密でない部分は，エックス線がすり抜けてフィルムの面に届くので，その量に応じて灰色，または黒っぽく写ります。さらに，遮るものがまったくない，歯のない部分や歯と歯の間などは，真っ黒く写ります。よって，齲蝕（むし歯）で歯の固い部分が溶けてしまったり，歯周病で歯の周りの骨がなくなったりしていると，本来白っぽく写るはずのところが黒っぽく写るので，病気にかかっていることがわかるのです。

【エックス線撮影装置：オルソパントモグラフィー】[パノラマ写真]
　何ともいかめしい名前ですが，これは顔の左半分から，真ん中，右半分までのすべての歯やあごの骨，目の部分の骨などの広い範囲を一度に写し出すものです。よって，フィルムも比較的大きなものを使います。原理は機械が患者さんの頭を中心に半周しながら，エックス線が照射され，そのエックス線があごの骨や歯をすり抜けながら，反対側のフィルムに像が焼き付けられていくのです。1枚の写真から多くの情報を引き出すことができます。

【自動現像器】
　通称自現器。撮影したエックス線写真を自動的に現像する器械です。この器械の光を遮った箱の中で，パッケージからフィルムを出して，器械の入り口に撮影ずみのフィルムを滑り込ませると，あとは現像や水洗，定着処理，乾燥などを，自動的に数分で行ってくれます。

　そして，こうしてできたフィルムを皆さんにお見せしているのです。もちろん，器械に頼らず，手作業で現像を行う場合がありますが，大きなフィルムの場合は少し時間をいただくことになります。

チャートの使い方

　エックス線撮影の手順と，その際に用いるフィルムや撮影装置について，デンタル写真とパノラマ写真を例にあげて解説いたしました。エックス線撮影の手順を説明する際にお使いください。

第4章

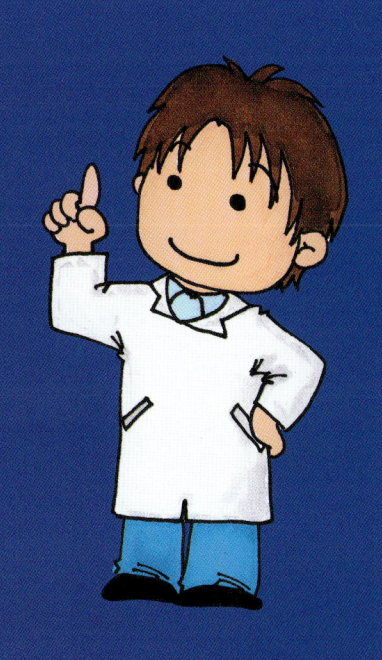

絵で見る歯科治療の流れ

絵で見る歯科治療の流れ ①

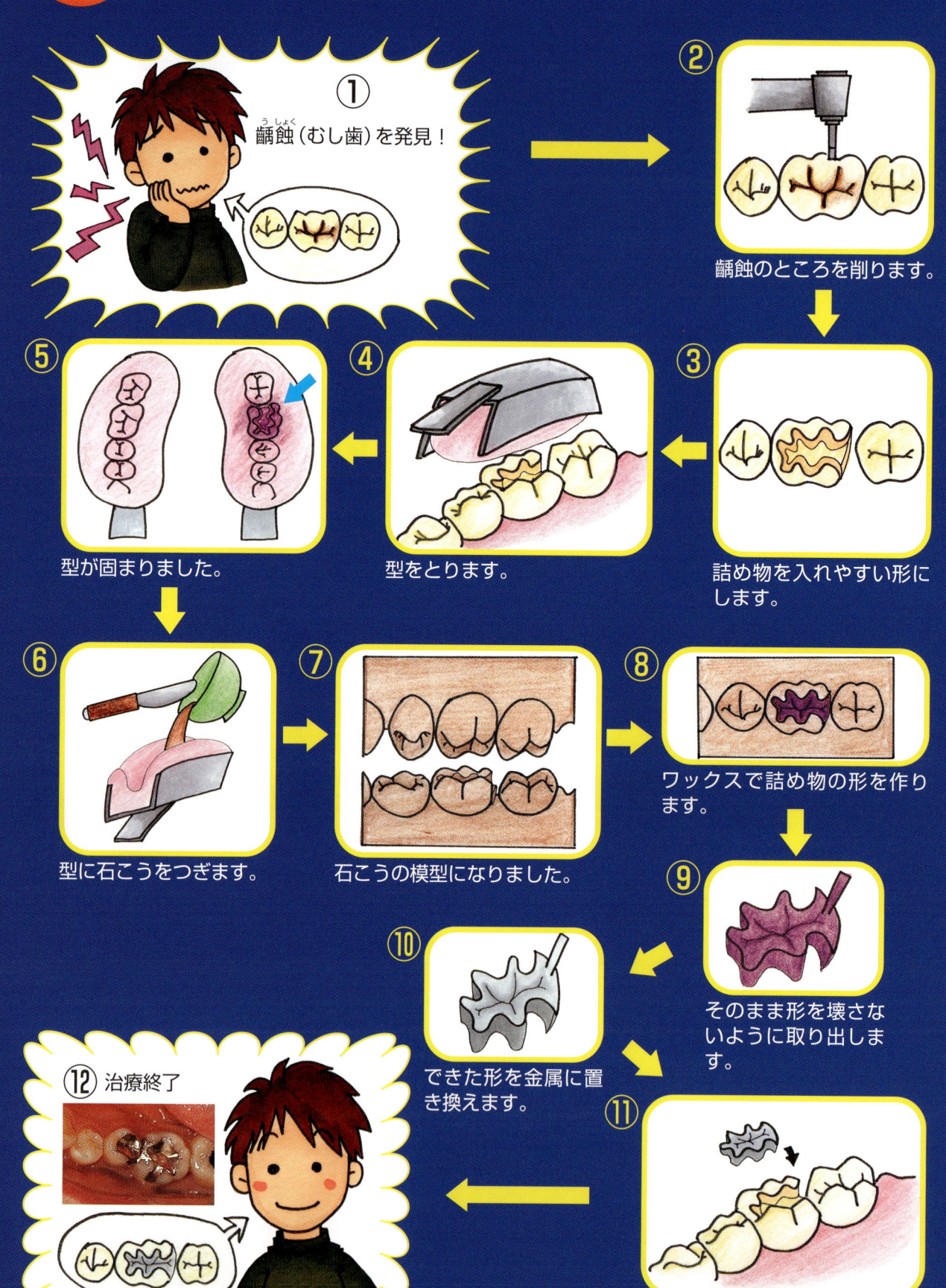

① 齲蝕（むし歯）を発見！

② 齲蝕のところを削ります。

③ 詰め物を入れやすい形にします。

④ 型をとります。

⑤ 型が固まりました。

⑥ 型に石こうをつぎます。

⑦ 石こうの模型になりました。

⑧ ワックスで詰め物の形を作ります。

⑨ そのまま形を壊さないように取り出します。

⑩ できた形を金属に置き換えます。

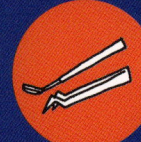

⑪ よくみがいてお口の中に。ぴったりくっつけます。

⑫ 治療終了

齲蝕(むし歯)治療：インレー修復〔保存修復〕

〔インレー製作の流れ〕
①齲蝕(むし歯)を発見。
②齲蝕のところを削ります。
③詰め物を入れやすい形に仕上げます。
④型をとります。
⑤型が固まりました。
⑥型に石こうをつぎます。
⑦お口の中が石こうの模型になりました。
⑧ワックスで，詰め物（インレー）の形を作ります。
⑨そのまま形を壊さないように取り出します。
⑩できた形を正確に金属に置き換えます。
⑪よくみがいてお口の中に。セメントや接着剤でぴったりはめこみ，くっつけます。
⑫インレー修復の治療の終了です。

　インレー修復とは，齲蝕の治療の際，齲蝕を削り取った部分をその形にあった詰め物で埋めることで，歯冠修復のひとつです。
　これは主に，奥歯の齲蝕のときに使われます。材料は通常，金属を使いますが，場合によっては，硬いプラスチックを使う場合もあります。では，その流れを見ていきましょう。
　①奥歯がしみます。齲蝕のようです。歯医者さんへ行くことにしました。②部分的に麻酔をして，齲蝕の部分をエアータービンで削ります。③削った後は，詰め物がしやすい形となります（窩洞）。④作られた窩洞の型を印象材と呼ばれるガムのようなものでとります。⑤右側はとれた型です。左のようにかみ合わせのある側の歯型もとります（とらない場合もあります）。この場合，かみ合わせの位置関係を決める型もとります。⑥とった型に石こうを流し込んで固めます。⑦齲蝕を削った側の歯と，かみ合わせ側の歯の形の石こうの作業用模型が完成です。⑧その模型上でワックス（蝋の一種）を使って詰め物の形をきれいに作ります。⑨形を崩さないように取り出します。⑩鋳造という操作で，ワックスの形を正確に金属に置き換え，再現します。⑪余分な部分やバリを取り，よくみがいてセメントなどの接着剤で，削った部分にはめ込みます。⑫齲蝕があって削ったところが，金属で置き換わりました。もう大丈夫です。でも，歯みがきはしっかりとしましょう。

チャートの使い方

　歯科の治療は，病気の症状に合わせてさまざまな方法を駆使して，病態の改善につとめます。この章では，よく行われる歯科の治療の流れを，わかりやすいイラストや写真で説明していくことにしました。もちろん，説明する流れは治療の一例で，症状によって方法や使用材料が変わる場合があります。今回は齲蝕処置としてインレー修復を取り上げました。患者さんにインレー製作の流れを説明するときにお使いください。

絵で見る歯科治療の流れ ②

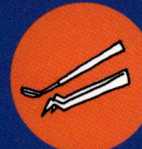

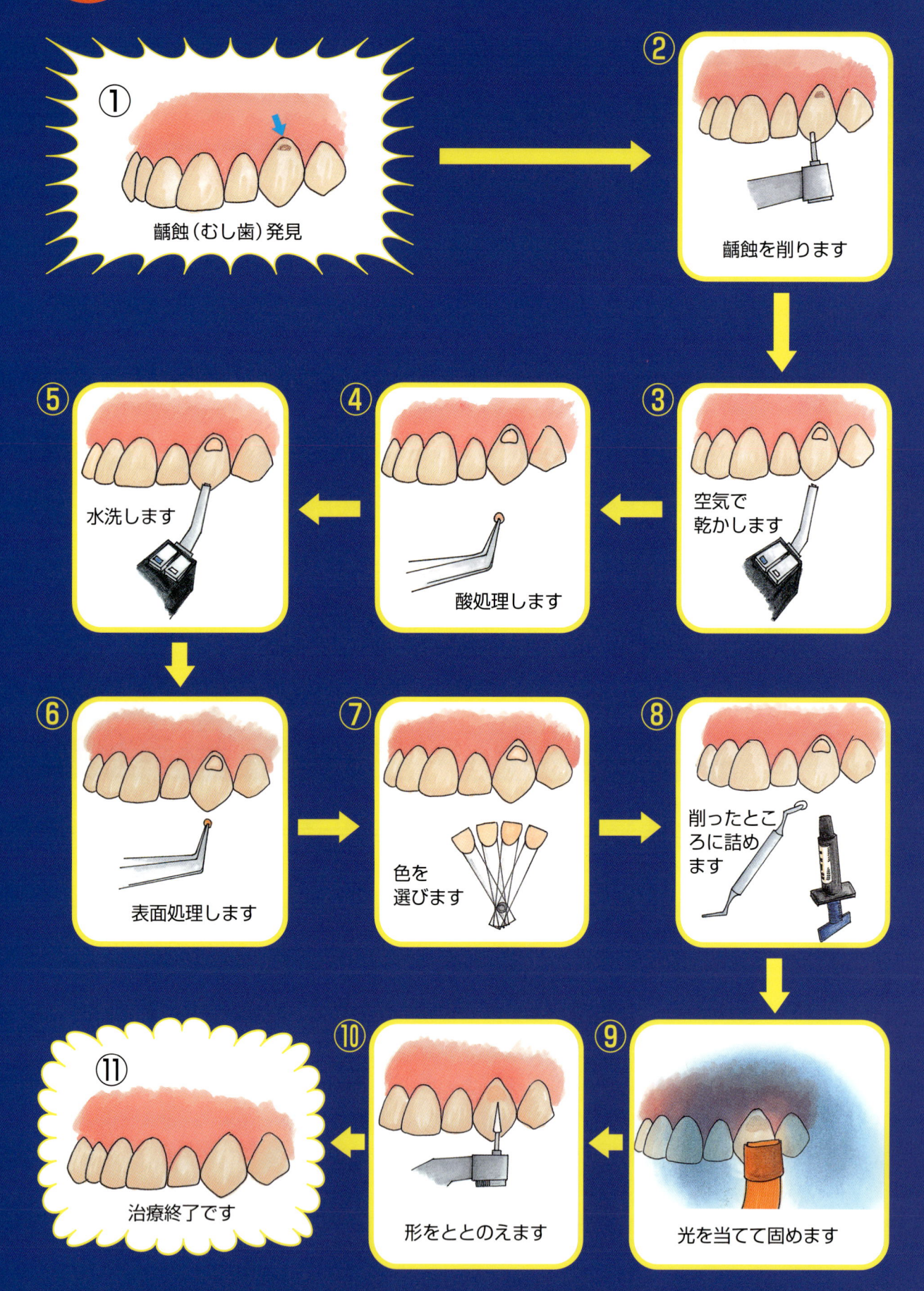

① 齲蝕（むし歯）発見

② 齲蝕を削ります

③ 空気で乾かします

④ 酸処理します

⑤ 水洗します

⑥ 表面処理します

⑦ 色を選びます

⑧ 削ったところに詰めます

⑨ 光を当てて固めます

⑩ 形をととのえます

⑪ 治療終了です

齲蝕（むし歯）治療：レジン修復〔保存修復〕

〔コンポジットレジン修復の流れ〕
①歯のくびのところに齲蝕（むし歯）があります。
②齲蝕のところを削ります。
③削ったところを空気で乾かします。
④削った歯の表面を酸処理します。
⑤水でよく洗います。
⑥レジンがつきやすいように表面処理します。
⑦詰めるレジンの色を選びます。
⑧削ったくぼみに詰めます。
⑨光を当てて，詰めたレジンを固めます。
⑩バリを取ったり，形をととのえます。
⑪処置が終了しました。

　レジン修復は，92～93ページで紹介したインレー修復とならんで代表的な歯冠修復法で，齲蝕を削り取った部分に，歯とほぼ同じ色の材料を詰めて，固める方法です。これは主に，前歯などの齲蝕の際に使われます。この材料は詰める時は粘土のようにやわらかいものですが，照射器という器械の光を当てることで化学反応を起こし，プラスチックのように硬くなります。
　では，治療の流れを見ていきましょう。
　①上あごの左側の糸切歯の根元近くに齲蝕があります。②部分的に麻酔をして，齲蝕の部分を削ります。③削った後のくぼみ（窩洞）を乾燥させます。④*窩洞の周囲を酸処理して細かい凹凸をつけます（エッチング）。⑤*酸をよく洗い流し，再び乾燥させます。⑥後に詰めるレジンがよくなじむように，表面を一層コーティングします（ボンディング）。⑦色見本を使い，詰めるレジンの色を，削った部分の周りの歯の色をもとにして決めます。⑧決定した色のレジンを緊密に窩洞に詰めます。⑨照射器の光を30秒くらい当てて，レジンを固めます。⑩はみ出た部分やバリを取り，みがきます。⑪処置が終了しました。＊④⑤の代わりに表面の処理をする場合もあります。
　レジン修復は，このほかに，歯と歯のお互いくっついている部分（隣接面）やかむ側（切端部や咬合面）などに行われます。レジンは"見た目がきれい"という利点がありますが，材料の限界として，時がたつにつれて色が変わったり，すり減ってきたり，破折したりすることがあります。詰めた周りから再び齲蝕にならないように，歯ブラシによる十分なお手入れが必要な点は，ほかの修復処置と同じです。

チャートの使い方

　光重合型のコンポジットレジンによる歯冠修復について解説しました。イラストではエッチング，ボンディングを行う従来の方法の手順を紹介しましたが，現在では水洗が不要のセルフエッチングプライマーを用いるシステムが台頭してきています。さらに，フッ素の徐放性をもつレジン系材料の応用も開始されています。コンポジットレジン修復処置前の説明用にお使いください。

絵で見る歯科治療の流れ ③

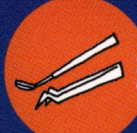

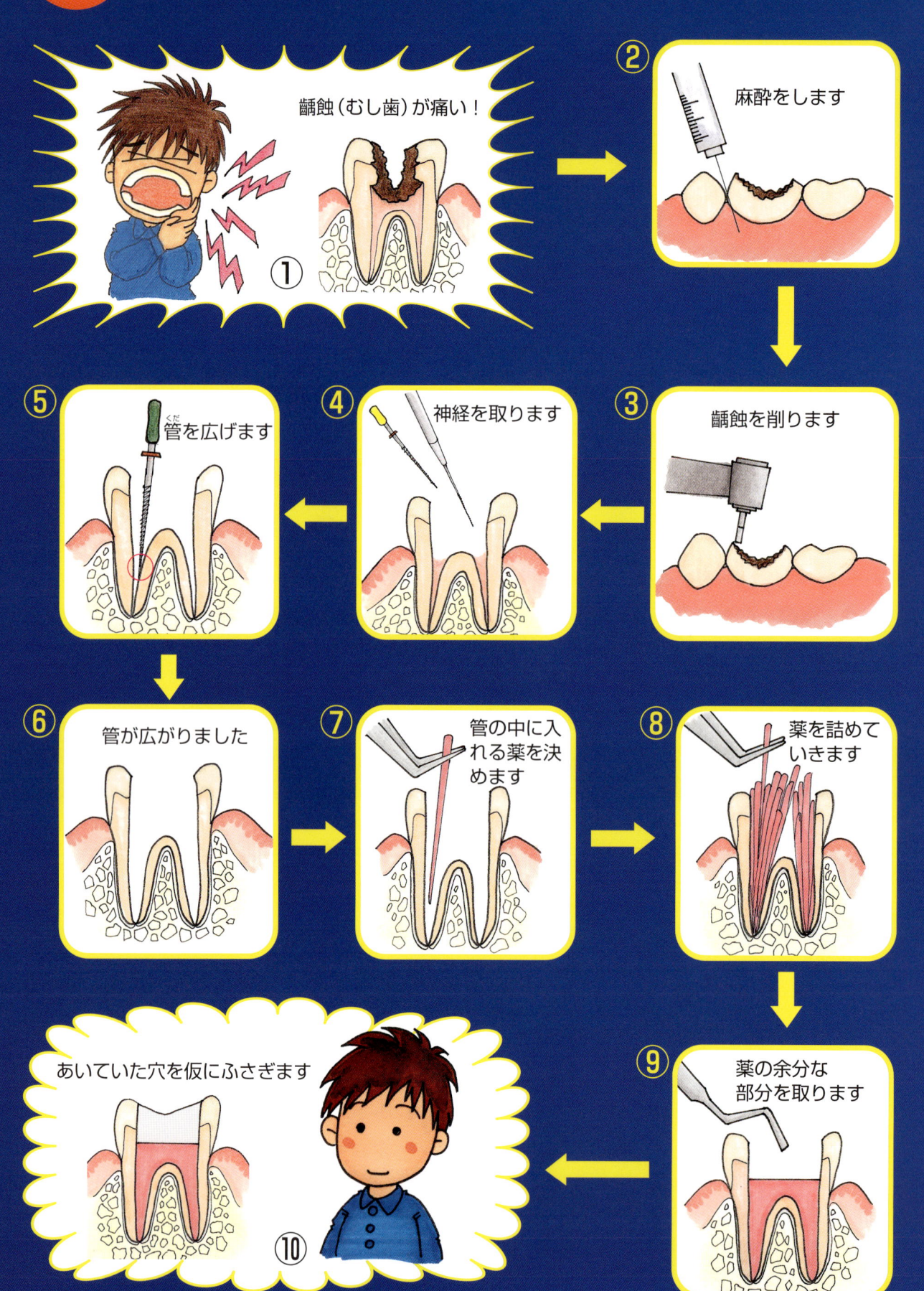

① 齲蝕（むし歯）が痛い！

② 麻酔をします

③ 齲蝕を削ります

④ 神経を取ります

⑤ 管を広げます

⑥ 管が広がりました

⑦ 管の中に入れる薬を決めます

⑧ 薬を詰めていきます

⑨ 薬の余分な部分を取ります

⑩ あいていた穴を仮にふさぎます

歯の神経の治療：歯内療法〔抜髄・根管治療・根管充填〕

〔歯の神経の治療の流れ〕
①齲蝕（むし歯）が大きくなって痛みます。
②部分的に麻酔をします。
③齲蝕の部分を削ります。
④神経に届く穴をあけ，神経を取ります。
⑤神経の入っていた管を器具で広げます。
⑥管が薬を詰めやすいように大きく広がりました。
⑦管の中に入れるスティック状の薬の太さを決めます。
⑧管の中に薬を緊密に詰めていきます。
⑨薬の上の部分の余分なところを切ります。
⑩あいた穴を仮にふさぎ終了です。

　抜髄は，齲蝕（むし歯）が進みすぎてしまい，冷たいものや熱いものがしみるようになり，痛みが出てしまったときなどに行われます。歯の神経は，歯髄と呼ばれますが，齲蝕の部分の細菌の攻撃によって，炎症が起こると痛みが出てくるのです。これを治療するのが歯内療法と呼ばれる歯の神経の治療です。
　では，その中で神経を取る治療（抜髄）から，薬を詰めるところまで，治療の流れを見ていきましょう。
　①下あごの左側の奥歯に大きな齲蝕があり，強い痛みがあります。②麻酔をして歯の神経を眠らせます。③齲蝕の部分をきれいに削り取り，神経の治療がしやすいように，神経に達する穴をあけます。④器具を使って，神経を神経の入っている管（歯根管）から，きれいに取ります。⑤そのままでは管は細いので，器具を使って太く広げていきます。⑥管が太く広がりました。実際，この⑤と⑥の治療に際しては，痛みや管の中のきれいになり具合などをチェックしながら，何回かに分けて薬で中をよく洗ったり，薬を詰めて何日か様子を見たりすることが多くなります。中がきれいになったら，⑦管の中に薬をしっかり詰めるため，薬の長さや太さを決めます。⑧管や歯の中にガッタパーチャポイントと呼ばれるスティック状の薬をしっかり詰めていきます（根管充填）。⑨詰め終わったら，エックス線写真を撮って確認し，上の余分な部分を切り取ります。⑩上の穴の部分を，きれいに仮の材料でふたをし，処置を終了します。この歯は，後に金属などを詰めたり，被せたりします。
　歯内療法は，症状に応じて，1回で最後まで処置してしまう場合と，何回かに分けて行う場合があり，後者の場合は根気よく治療を受ける必要があります。

チャートの使い方

　歯内療法は，患者さんにとってはほとんど目に見えない治療ですが，いわゆる基礎工事として大変重要です。そして回数を必要とする場合が多いので，その内容が患者さんにきちんと理解されていないと，本当に良くなっているのかどうか，不安を感じる場合があります。このチャートは，歯内療法が大変重要な治療であることを説明する際に役立ててください。

絵で見る歯科治療の流れ ④

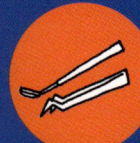

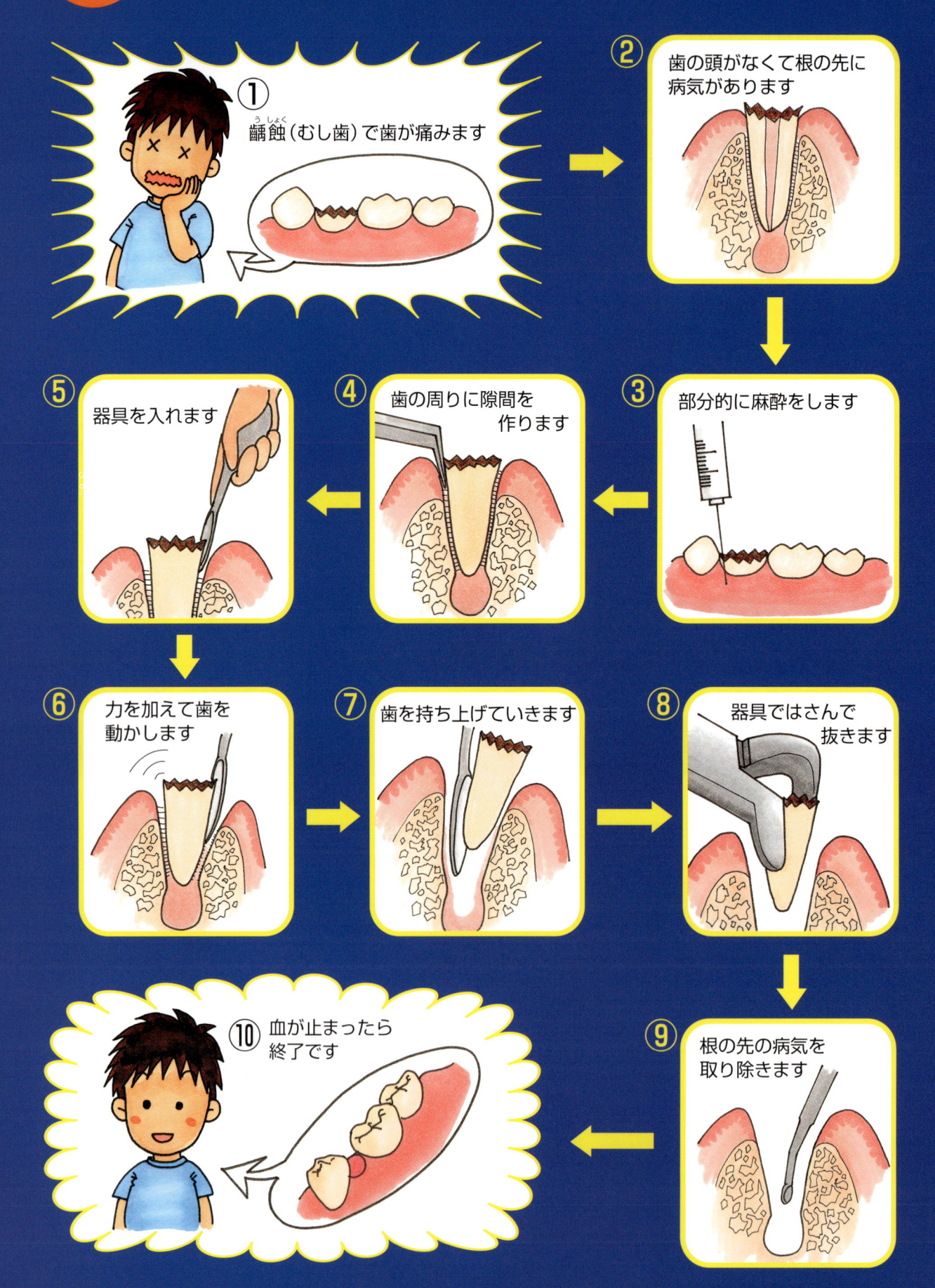

① 齲蝕（むし歯）で歯が痛みます

② 歯の頭がなくて根の先に病気があります

③ 部分的に麻酔をします

④ 歯の周りに隙間を作ります

⑤ 器具を入れます

⑥ 力を加えて歯を動かします

⑦ 歯を持ち上げていきます

⑧ 器具ではさんで抜きます

⑨ 根の先の病気を取り除きます

⑩ 血が止まったら終了です

歯を抜く：残根の抜歯〔抜歯・残根抜歯・掻爬〕

〔抜歯の流れ〕
①歯の頭が齲蝕（むし歯）で欠けてしまい，痛みます。
②根の先に病気もできています。
③部分的に麻酔をします。
④歯の周りの歯肉の線維を切り，隙間を作ります。
⑤歯と歯ぐきの下の骨との隙間に器具を入れます。
⑥器具を回したり，てこの力をかけ，歯を動かします。
⑦歯の埋まっている骨から，歯を持ち上げていきます。
⑧器具でしっかりはさんで抜きます。
⑨根の先の病気の部分を取り除きます。
⑩血が止まったことを確認し，術式終了です。

　抜歯は，歯に対して行う最終の手段です。通常，齲蝕（むし歯）のひどい歯，根の治療をして治らなかった歯，歯周病が進んでしまった歯，歯ぐきを腫らす原因である親知らず，外傷を受け折れたりひびの入った歯，矯正の前処置として抜く必要がある歯などに対して行います。このケースは，齲蝕がひどく，根の先に病気を作っている場合です。

　①齲蝕で歯の頭が崩壊し，根の部分に痛みがあります。②根の先に膿の袋があります。③部分的な麻酔（局所麻酔）をします。④残った歯の根と，歯の埋まっている骨との間に器具を入れて，線維を切り，器具をかけるための隙間を作ります。⑤できた歯と骨との隙間に，器具を差し込みます。⑥器具を回したり，てこの力をかけたりして，歯を骨から引き離し脱臼させます。⑦さらに力を加えて，歯を上へ持ち上げていきます。⑧別な器具でしっかりつかんで，骨の中から歯を外へ引き出します。⑨根の先に残っている病気の部分などを，きれいに掻き取ります（掻爬）。⑩数分間，ガーゼや綿をかんだりして血を止めて（止血），処置が終了です。

　通常，痛み止めや化膿止めをしっかり飲み，そして翌日または数日後に，抜いた後の消毒を行います。

チャートの使い方

　患者さんのもつ抜歯のイメージは，マンガなどでかなりゆがめられて伝わっている場合が多いようです。患者さんにとっては，不安や苦痛を伴う処置となりますので，インフォームドコンセントをしっかりと確立させる必要があります。今回のチャートは残根の抜歯で，現在では少なくなってきているケースですが，一連の抜歯術式を説明する際にご活用ください。

絵で見る歯科治療の流れ ⑤

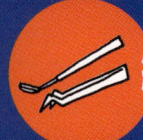

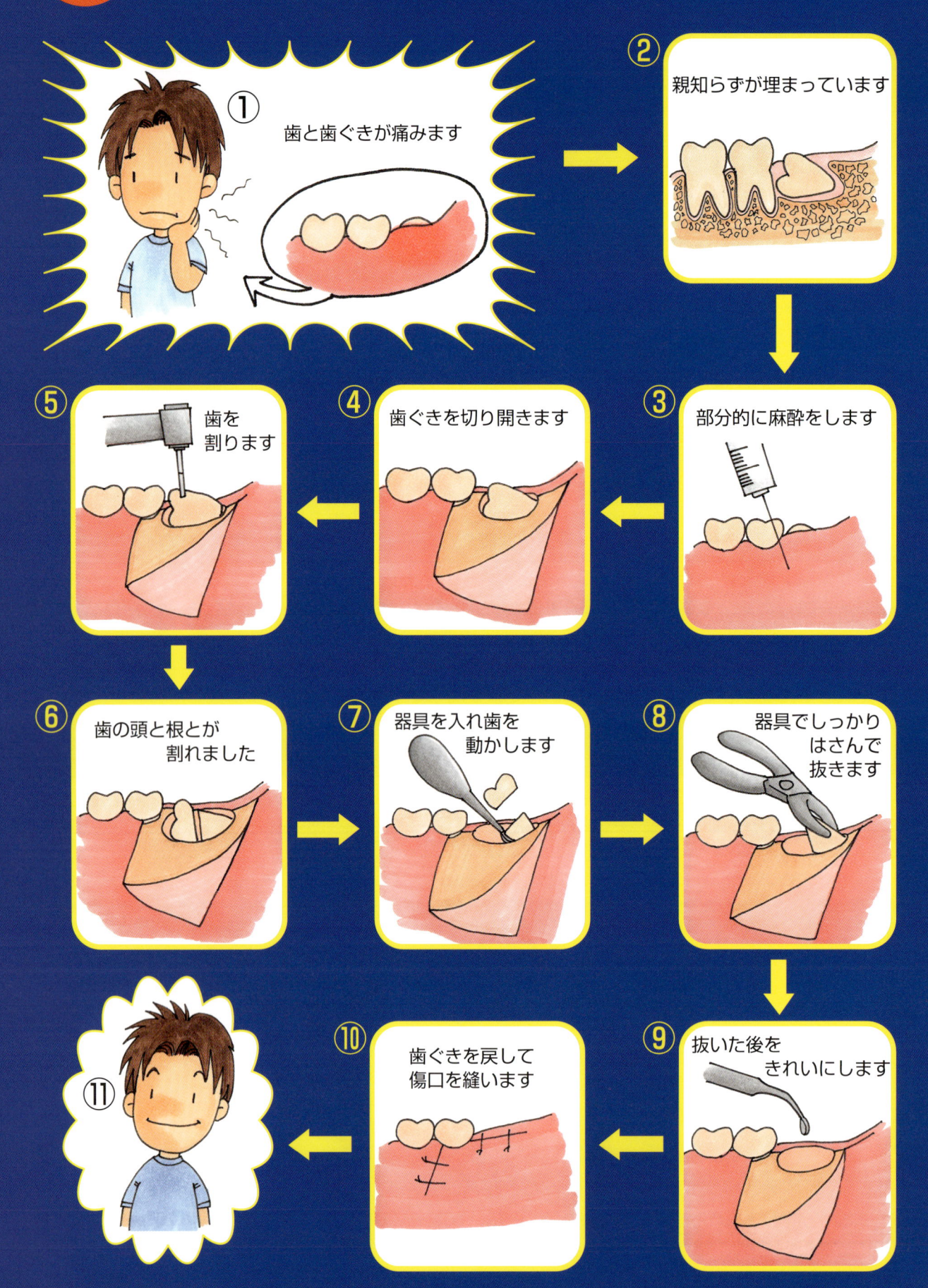

① 歯と歯ぐきが痛みます

② 親知らずが埋まっています

③ 部分的に麻酔をします

④ 歯ぐきを切り開きます

⑤ 歯を割ります

⑥ 歯の頭と根とが割れました

⑦ 器具を入れ歯を動かします

⑧ 器具でしっかりはさんで抜きます

⑨ 抜いた後をきれいにします

⑩ 歯ぐきを戻して傷口を縫います

⑪

歯を抜く：智歯（親知らず）の抜歯 〔抜歯：智歯の分割抜歯〕

〔処置の流れ〕
①下の奥歯のあたりが痛みます。
②親知らずが歯ぐきの中に埋まっていて腫れがでています。
③部分的に麻酔をします。
④歯ぐきを切って，歯が見えるようにします。
⑤歯を削って，割って，抜きやすいようにします。
⑥歯の頭と根とが分かれました。
⑦器具を入れて，割れた歯を動かします。
⑧器具でしっかりはさんで，それぞれを抜きます。
⑨抜いた後，中をきれいにします。
⑩傷口を縫って歯ぐきを閉じます。
⑪血が止まったことを確認したら術式終了です。

　智歯（親知らず）は第3番目の大臼歯で，昔はきちんと生えてくるべき歯であったはずです。しかし，現代人ではあごの骨が小さくなっているため，その場所がなくなってしまい，斜めに生えたり，歯ぐきに潜ったまま，きちんと生えてこれなくなったりする場合が多くなっています。中には，最初からその歯の種がない場合もあります。

　きちんと生えないと，その周りに汚れがたまりやすくなり，齲蝕（むし歯）や歯周病になり，この例のように歯ぐきを腫らしたりします。よって，この状態が何回も続くようであれば，歯を抜く必要が出てきます。

　①下顎左側第三大臼歯の水平半埋伏智歯があり，歯肉の腫脹，自発痛が生じています。②斜めになった智歯の歯冠部が第二大臼歯の遠心にあるため，抜歯をする運びとなりました。患者さんへは，少し難しい処置であること，ふつうの抜歯より時間がかかることを説明します。③伝達麻酔および浸潤麻酔をします。④歯の周囲歯肉を切開，剥離し，歯が見えるようにします。⑤エアータービンを使い，バーで歯を割って，抜きやすいようにします。⑥歯冠と歯根とに分かれました。⑦ヘーベルを入れて，割れた歯を脱臼させます。⑧鉗子という器具でしっかりはさんで，それぞれを抜きます。⑨抜歯窩の掻爬をしっかり行います。⑩歯肉の切開部を縫って閉じます。⑪止血を確認し，術式終了です。

チャートの使い方

　患者さんのもつ智歯の抜歯のイメージは，"難しく，時間がかかる"，そして"後が腫れる"というものです。よって，術前に十分なインフォームドコンセントの確立，術後に術後管理の方法についての説明が必要となります。本チャートは，智歯の埋伏状態の説明および実際の手順，そしてふつうの抜歯との違い，予後管理法を説明する際にご活用ください。

絵で見る歯科治療の流れ ⑥

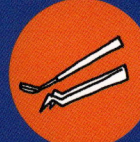

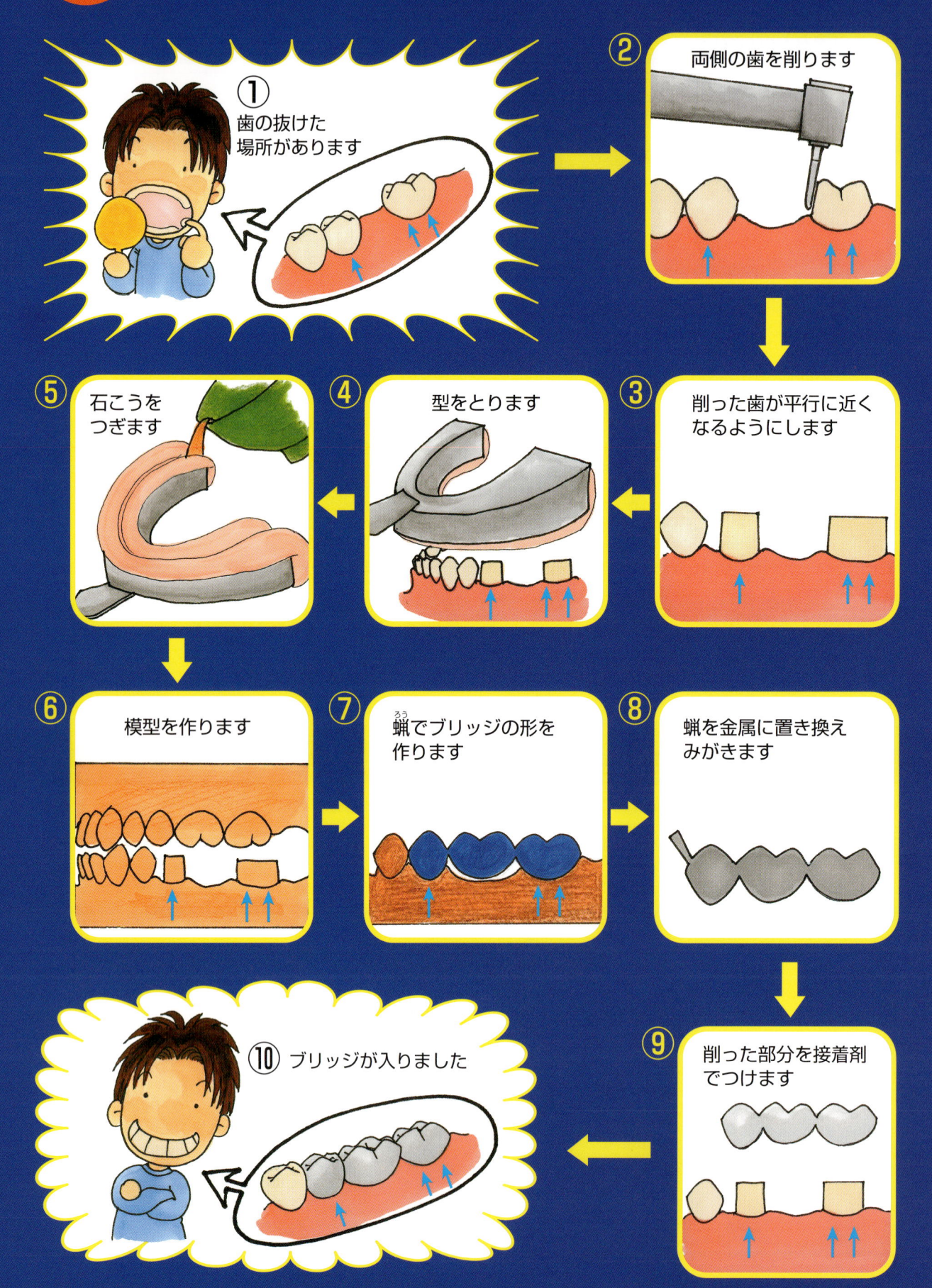

① 歯の抜けた場所があります

② 両側の歯を削ります

③ 削った歯が平行に近くなるようにします

④ 型をとります

⑤ 石こうをつぎます

⑥ 模型を作ります

⑦ 蝋でブリッジの形を作ります

⑧ 蝋を金属に置き換えみがきます

⑨ 削った部分を接着剤でつけます

⑩ ブリッジが入りました

ブリッジの製作 〔補綴:大臼歯部の固定性ブリッジ〕

〔ブリッジ製作の流れ〕
①歯の抜けた場所があります。
②歯のない部分の両側の歯を削ります。
③橋げたとなる歯どうしが，平行に近い角度になるようにします。
④型をとります。
⑤型に石こうをつぎます。
⑥作業用の模型を作ります。
⑦蝋でブリッジの形を作ります（ワックスアップ）。
⑧蝋の形を金属に置き換え，ピカピカにみがきます。
⑨セメントや接着剤で削った部分に装着します。
⑩抜けた部分の歯を補うブリッジが入りました。

　ブリッジは，歯が抜けてしまった部分の前後の歯などを橋げたとして利用して，抜けている部分を補うようなかたちで，金属の冠を続けて被せる方法です。入れ歯のように，取りはずす方式ではないために，口の中での違和感は少なくてすみますが，その反面，前後の歯を何本か削らなければならないという欠点があります。また，橋げたとなる歯の強度の問題から，できる場合（適応症例）とできない場合もありますので，医師に相談してみてください。
　①下あごの左側第一大臼歯の欠損症例です。抜歯をしてそのまま放置してあります。②第二小臼歯と，第二大臼歯をエアータービンで支台歯形成します。③その際，支台歯の平行性に注意します。④印象採得および咬合採得を行います。⑤印象に石こうをつぎます。⑥石こうの作業用模型を制作します。⑦模型上でワックスアップします。⑧鋳造し，ワックスパターンを金属に置き換え，研磨します。⑨調整して，セメントや接着剤を使って削った部分に装着します。⑩終了です。

チャートの使い方

　欠損補綴を行う場合は，ここで示したブリッジか，義歯を選択することになります。ブリッジの場合は義歯と異なり，欠損部位の両隣在歯などの支台歯形成が必要となり，場合によっては，健常に近い歯を形成することになります。よって，この処置の際には，患者さんへの十分な説明および患者さんの理解が必要です。といっても患者さんには，処置の手順や完成した状態がなかなかイメージできないものです。本チャートは，ブリッジの製作ステップを説明する上でご活用ください。

絵で見る歯科治療の流れ ⑦

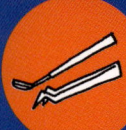

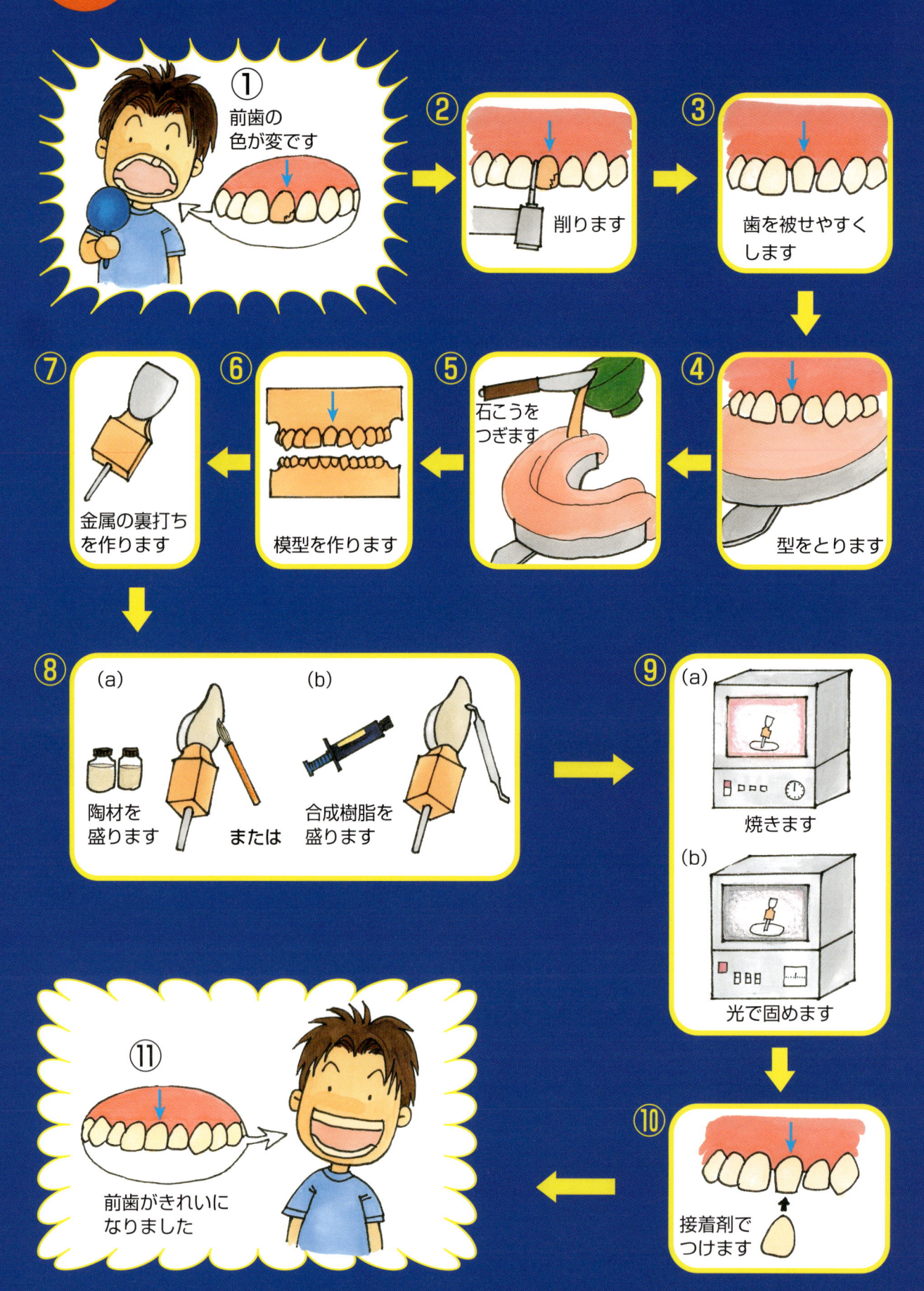

① 前歯の色が変です

② 削ります

③ 歯を被せやすくします

④ 型をとります

⑤ 石こうをつぎます

⑥ 模型を作ります

⑦ 金属の裏打ちを作ります

⑧ (a) 陶材を盛ります または (b) 合成樹脂を盛ります

⑨ (a) 焼きます (b) 光で固めます

⑩ 接着剤でつけます

⑪ 前歯がきれいになりました

前歯の修復〔補綴：陶材焼き付け鋳造冠，硬質レジン前装冠〕

〔製作の流れ〕
① 前歯に齲蝕（むし歯）で色が変わり，欠けている歯があります。
② その歯を削ります。
③ 作った歯を被せられるように仕上げます。
④ 型をとります。
⑤ 型に石こうをつぎます。
⑥ 作業用の模型を作ります。
⑦ 白い部分の裏打ちとなる金属の土台を作ります。
⑧ (a) 模型上の歯に合わせて作った金属の土台に陶材（白い歯の元になるもの）を盛ります。
　　または，
　　(b) 同じく金属に，白い合成樹脂を盛ります。
⑨ (a) 高温で焼きます。
　　または，
　　(b) 光を当てて固めます。
⑩ できあがった歯をみがいて，削った部分に被せ，接着剤でつけます。
⑪ 前歯がきれいになりました。

　前歯が齲蝕などで欠けたり，黒ずんだりして見栄えが悪くなった場合，歯を全体に白い歯で被せる治療があります。この場合，主として金属で裏打ちした後，その上に盛る白い部分に焼き物（ポーセレン）を使う方法と，プラスチック（硬質レジン）を使う場合などがあります。前者の方法を，陶材焼き付け鋳造冠，後者を硬質レジン前装冠と呼びます。また，最近は両方の特徴をもったハイブリッドセラミックスという材料も用いられています。

　いずれの方法も，できる限り色合いを他の歯と合わせることが可能ですが，それぞれ一長一短があります。ポーセレンは色が変わったり，すり減りにくい反面，割れやすいものですが，硬質レジンは割れるよりすり減りやすい材料で，色も長い間にはポーセレンより変わりやすい傾向にあります。今回は，この2つの方法を紹介しました。

　① 上顎左側前歯部に齲蝕歯があります。② 支台歯形成を開始するとともに，齲蝕の部分の修復を行います。③ 支台歯形成が終了しました。④ 印象採得および咬合採得を行います。⑤ 印象に石こうをつぎます。⑥ 石こうの作業用模型を製作します。⑦ 模型上でメタルフレームを作製します。⑧ (a) 陶材焼き付け鋳造冠：陶材を築盛します。または，(b) 硬質レジン前装冠：歯冠部用レジンの築盛を行います。⑨ (a) ポーセレンファーネス内で陶材を焼成します。または，(b) 重合器で光照射によりレジンを重合します。⑩ 研磨して合着します。⑪ 終了です。

チャートの使い方

　前歯部の歯冠修復に用いられる代表的方法を紹介しました。現在，これらのものに加えて，ハイブリッドセラミックスによる歯冠修復法も登場しています。本チャートは，前歯の歯冠修復物の製作ステップを説明する上でご活用ください。

絵で見る歯科治療の流れ ⑧

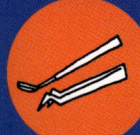

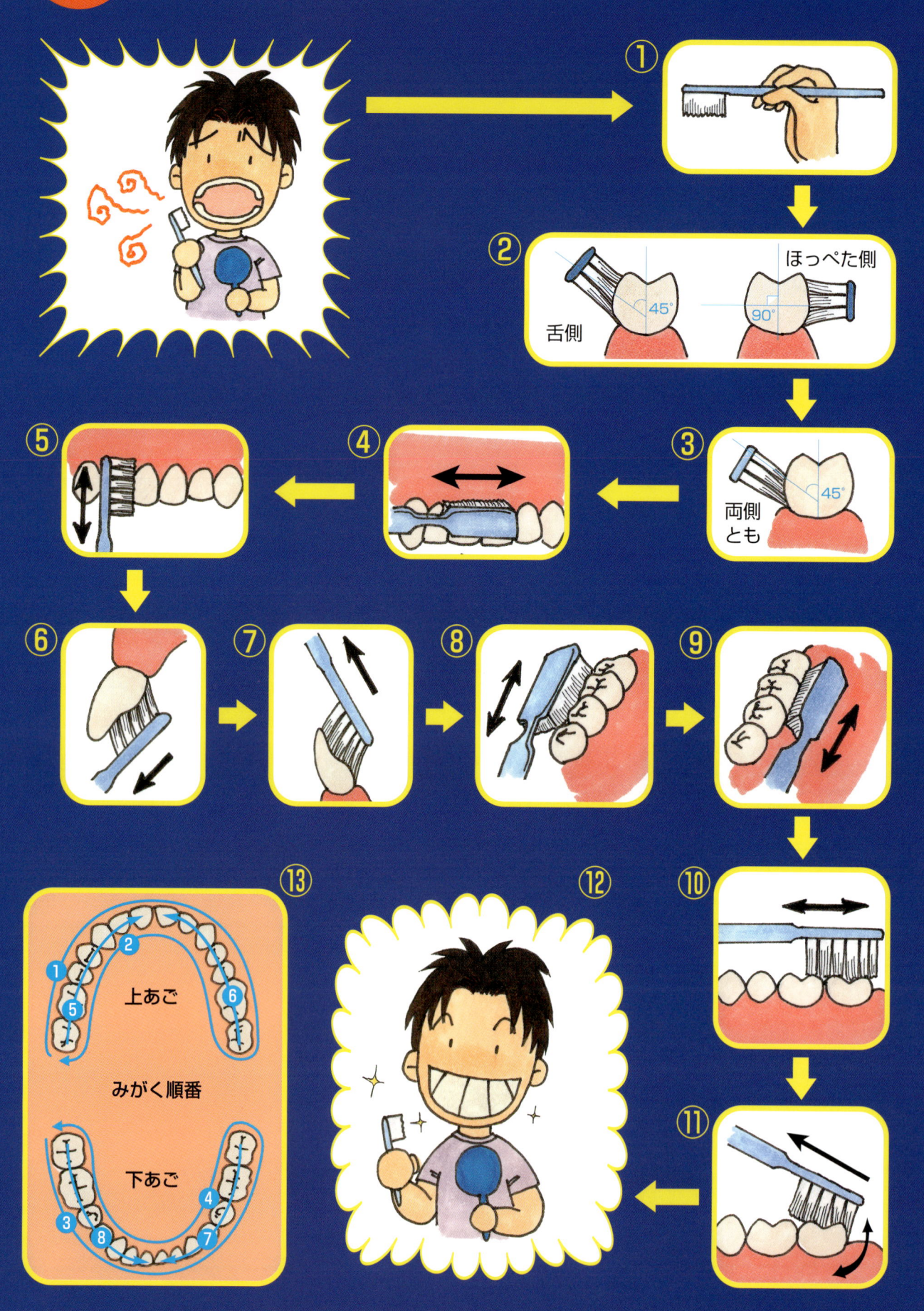

① ② ほっぺた側 / 舌側 45° / 90°
③ 両側とも 45°
④ ⑤ ⑥ ⑦ ⑧ ⑨ ⑩ ⑪ ⑫ ⑬ みがく順番 上あご / 下あご

歯みがき，ブラッシング〔歯周治療：プラークコントロール〕

〔ブラッシングの流れ〕
①歯ブラシの持ち方（ペングリップ）
②スクラッビング法の毛の当て方
③バス法の毛の当て方
④上の前歯のみがき方
⑤上の前歯の歯と歯の間のみがき方
⑥上の前歯の裏側のみがき方
⑦下の前歯の裏側のみがき方
⑧奥歯の裏側（舌側）のみがき方
⑨奥歯の表側（ほっぺた側）のみがき方
⑩奥歯のかむ面のみがき方
⑪奥歯の後側のみがき方
⑫きれいになりました
⑬道草をしないで順序よくみがきましょう

　歯周病や齲蝕（むし歯）の原因であるプラークを取り除く方法にはいくつかあります。これをプラークコントロールと呼びますが，今回は歯周病予防の手段で，歯ブラシの毛先を用いるブラッシング法について紹介します。

　まず，歯ブラシは鉛筆を持つように握るのが基本です①。そして，みがき始める場所（スタート）とみがき終わる場所（ゴール）を自分で決めて，道草をしないように，ていねいにみがくのがコツです。図では，歯ブラシの歯に対する当て方の基本形を示しますが，スクラッビング法は，表側（ほっぺた側）は直角に，裏側（舌側）は約45度の角度で，毛先が歯のくびのところに当たるようにします②。また，バス法は表側（ほっぺた側）と裏側（舌側）で，歯のくびのところに約45度の角度で毛先が当たるようにします③。位置が決まったら前後左右に歯ブラシの頭を小刻みに動かすようにして，歯と歯ぐきの隙間から汚れを掻き出します。このとき，1ヵ所でだいたい10～20回程度動かします。そして，これを少しずつずらして，全部の歯をみがいていくのです。このときに，歯ブラシの頭を動かしすぎると，歯ぐきを傷つけたり，歯をすり減らす原因となってしまいますので，歯ブラシの毛先の弾力を利用して，歯ブラシの頭をゆするように使うのがコツです。

　歯は，場所によっていろいろな形をしています。前歯は細長い形ですが，奥歯は太くて丸くて，かむ側が広くなっています。また，前歯はよく見えて歯ブラシは動かしやすいところですが，奥歯は口の奥にあるために，歯ブラシが動かしにくい状態です。よって，それぞれの形，場所に合わせた歯ブラシの当て方，動かし方があります④～⑪。⑬のように道草をしないですべての場所をみがきます。もちろん，歯ブラシだけでは，歯と歯の間の隙間の汚れを落とすことは困難ですから，歯間ブラシやデンタルフロス（糸ようじ）などの補助清掃器具の併用が必要となります。

　歯を**みがく**ということと，**みがけている**ということはまったく意味が違います。毎日，歯がみがけているように，この機会に自分のみがき方について考えてみましょう。

チャートの使い方

　プラークコントロールの基本は，歯ブラシなどによる物理的なブラッシングです。その中でも，ここで紹介したスクラッビング法とバス法は，歯周病予防や治療のための代表的な方法です。患者さんご自身が，興味と意欲をもってブラッシングに取り組めるように，このチャートをご活用ください。

絵で見る歯科治療の流れ ⑨

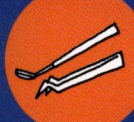

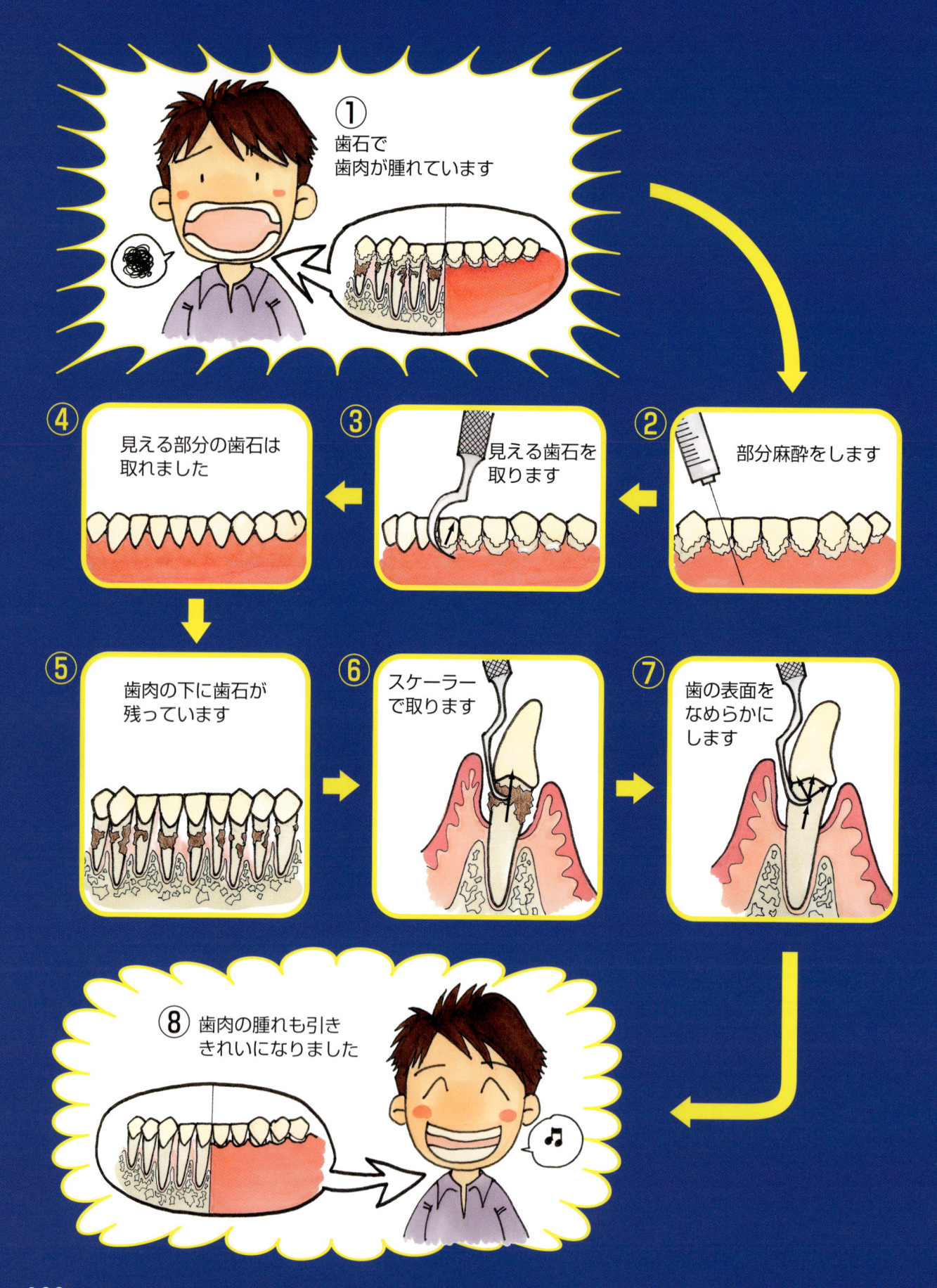

① 歯石で歯肉が腫れています

② 部分麻酔をします

③ 見える歯石を取ります

④ 見える部分の歯石は取れました

⑤ 歯肉の下に歯石が残っています

⑥ スケーラーで取ります

⑦ 歯の表面をなめらかにします

⑧ 歯肉の腫れも引ききれいになりました

歯石除去，スケーリング・ルートプレーニング〔初期基本治療：スケーリング・ルートプレーニング〕

〔処置の流れ〕
①下の前歯の表面に歯石がたまって歯肉が腫れています。
②部分的に麻酔をします。
③まず歯肉の上の部分の歯石をスケーラーで取ります。
④見える部分の歯石が取れました。
⑤しかし，まだ歯肉の下に歯石があります。
⑥細いスケーラーで掻き取ります。
⑦ていねいに細かい歯石も取って，表面をなめらかにします。
⑧1週間後，歯肉の腫れも引き，きれいになりました。

　歯周病の原因は，細菌の固まりである歯面に付着するプラーク（歯垢）と，それが唾液などの成分を吸って，石のように固くなって歯の表面に張り付いている歯石です。この状態になると，歯ブラシなどで取ることはできなくなります。

　スケーリングとは，それらの歯石をスケーラーと呼ばれる器具で除去する治療のことです。またルートプレーニングとは，スケーリングで，でこぼこになったり，歯石やプラークで汚れてしまった歯の表面を，なめらかに仕上げることです。

　ここでは，私たちの目で見える歯肉の上の部分の歯石の取り方（歯肉縁上スケーリング）と，歯肉で隠れている部分の歯石の取り方（歯肉縁下スケーリング），そしてルートプレーニングを紹介しました。スケーリング・ルートプレーニングは，106～107ページで紹介したプラークコントロールとならんで，歯周病を治す上でとても大切な治療法です。

　①下顎前歯部に歯肉縁上および縁下歯石の沈着があります。また歯肉も刺激により発赤，腫脹しています。②歯肉縁下の処置も行うので，局所麻酔をします。③シックルタイプ（鎌型）スケーラーを用いて，縁上歯石を除去します。④縁上歯石の除去が終わりました。⑤歯肉縁下に歯石が残存しています。⑥キュレットタイプ（鋭匙型）のスケーラーによって歯肉縁下の歯石を除去します。⑦プラークや歯石によって汚染された病的なセメント質をキュレットによって除去して，根の表面をなめらかに仕上げます（ルートプレーニング）。⑧約1週間後，歯肉の炎症がなくなりました。

　これで安心するのではなく，今後，歯石の元になるプラークを歯に付着させないように，ブラッシングなどのプラークコントロールを，徹底的に行う必要があります。

チャートの使い方

　歯肉縁上，縁下のスケーリングおよびルートプレーニングについて紹介しました。スケーリングの際に，手用スケーラーに加えて，超音波スケーラーを使用する場合もあります。歯周治療を成功させる上で，このスケーリング・ルートプレーニングは必須の項目です。患者さんにそのステップを説明する上でご活用ください。

絵で見る歯科治療の流れ ⑩

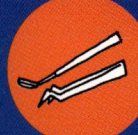

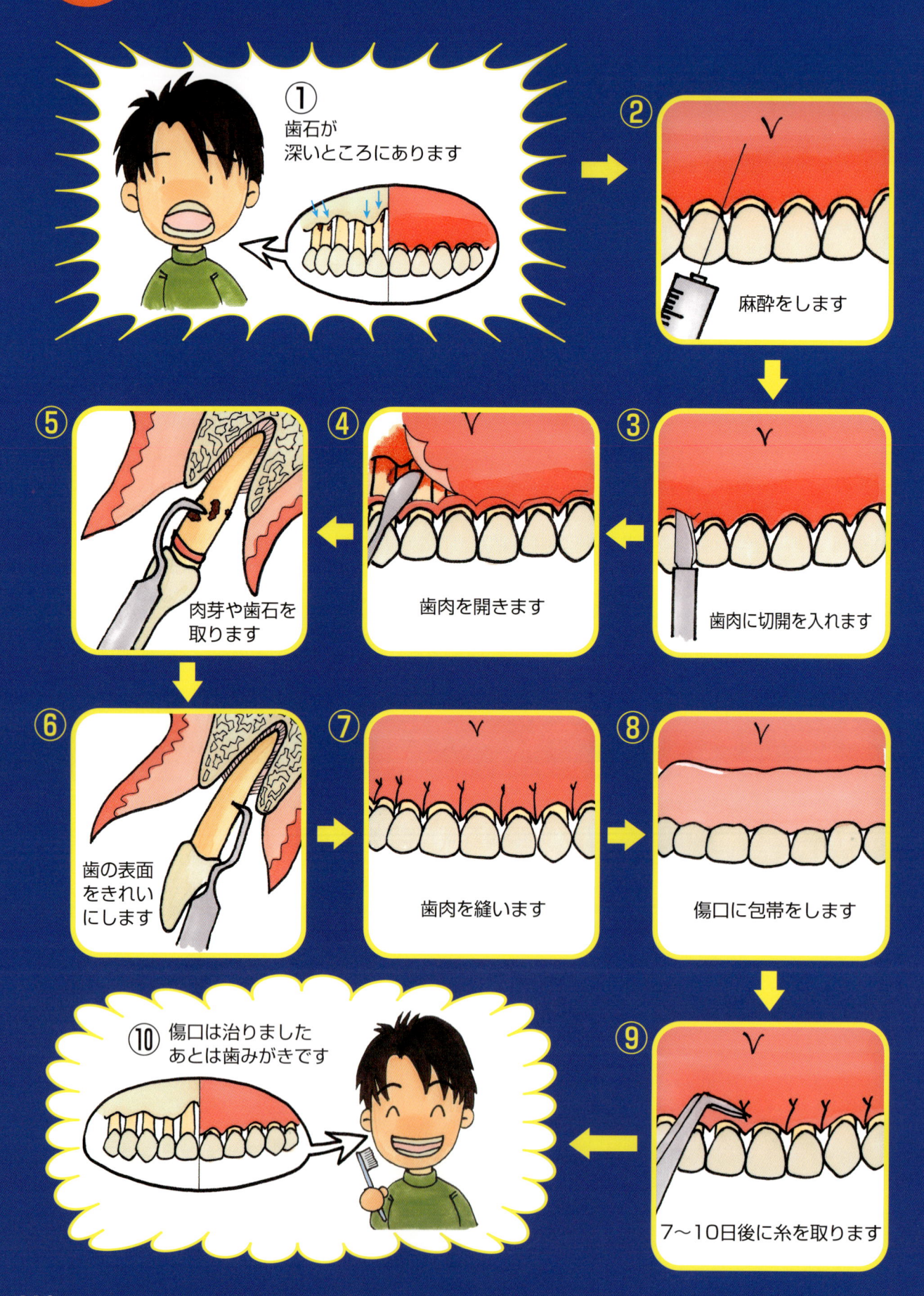

① 歯石が深いところにあります

② 麻酔をします

③ 歯肉に切開を入れます

④ 歯肉を開きます

⑤ 肉芽や歯石を取ります

⑥ 歯の表面をきれいにします

⑦ 歯肉を縫います

⑧ 傷口に包帯をします

⑨ 7～10日後に糸を取ります

⑩ 傷口は治りました　あとは歯みがきです

フラップ手術〔歯周外科治療：フラップ手術（歯肉剥離掻爬手術）〕

〔処置の流れ〕
①以前，スケーリングの治療を受けたのですが，深いところに取りきれなかった歯石が残っています。
②部分的に麻酔をします。
③歯のくびのところの歯肉に切開を入れます。
④切開の部分から歯肉を開いて，骨が見えるようにします。
⑤開いた歯肉の下の溶けた骨の中に詰まっている肉芽組織を取り除き，骨の溶けた形や歯をよく見えるようにし，歯石を取ります。
⑥細いスケーラーで確実に歯石を掻き取った後，表面をなめらかにします。
⑦きれいになったら，開いておいた歯肉を元の場所に近いところまで戻して，糸で縫い合わせます。
⑧傷口をガムのような包帯で覆います。
⑨7〜10日後に糸を取ります。
⑩傷口はすっかり治り，健康な歯周組織となりました。これからは，歯みがきをがんばりましょう。

　フラップ手術（歯肉剥離掻爬手術）は，歯肉の上から器具を手探りで挿入して除石を行う，スケーリングによっても取りきれない，または取ることが不可能であった部位の歯石を取り，歯の表面をきれいにして（スケーリング・ルートプレーニング，108〜109ページ参照），歯周ポケットを消失させることを目的に行う歯周外科手術です。

　深く入り込んだ歯石を正確に取るためには，歯肉を切り開き，中の状態を術者である歯科医師の目でよく見えるようにしなければなりません。この方法は，歯周病が比較的進行している場合に有効なものです。しかし，フラップ手術のあとは，歯肉が下がってしまい，歯が伸びたように見えたり（歯肉退縮），そのために冷たいものがしみやすくなること（知覚過敏の発現）があります。この手術を受けるには，手術前後，患者さん自身のプラークコントロール（106〜107ページ参照）がきちんとされることが大切な条件です。

　①上顎前歯の深部に歯石が残り，中で炎症が残存しています。②局所麻酔をします。③歯頸部の歯肉辺縁より少し離れたところに切開を入れます。④切開部に骨膜剥離子を入れ，歯肉弁を剥離，翻転します。⑤歯肉溝に沿って2次切開を加えた後に，直視下で炎症歯肉や，吸収した歯槽骨の中の肉芽組織，歯石などをきれいに取り除きます。⑥歯根面をなめらかにします（ルートプレーニング）。⑦剥離した歯肉弁を元に戻し，緊密に縫合します。⑧創傷部に歯周包帯（歯周パック）をします。⑨7〜10日後，縫合した糸を取り除きます（抜糸）。⑩約1ヵ月後，歯肉は健康な状態に戻りました。この状態の維持のためには，プラークコントロールが大切です。

チャートの使い方

　スケーリング・ルートプレーニング治療に続く，積極的な歯周ポケット除去の目的で行われる，歯周外科手術の1つ，フラップ手術を取り上げました。患者さんは手術と聞くと，とても不安で，その処置内容が気になるものです。インフォームドコンセントをはかる上での，治療法の説明の際にご活用ください。

絵で見る歯科治療の流れ ⑪

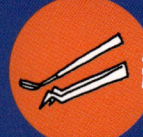

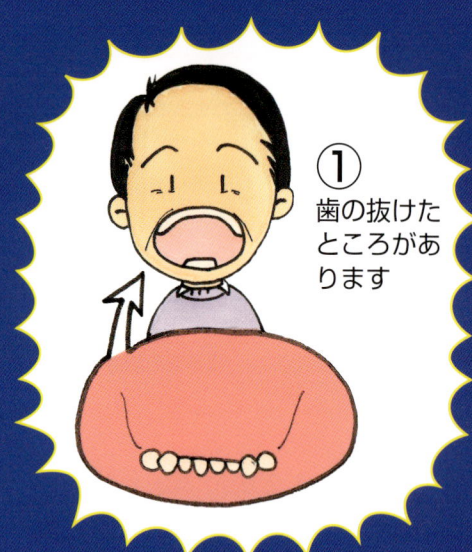

① 歯の抜けたところがあります

② 口の中の型をとります

③ 型に石こうをつぎ模型を作ります

④ かみ合わせの高さをとります

⑤ 歯にかける金具を作ります

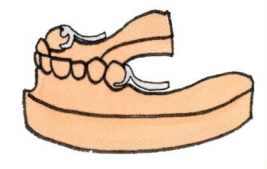

⑥ 人工の歯をならべます

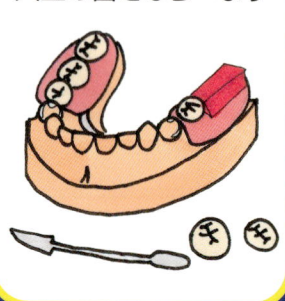

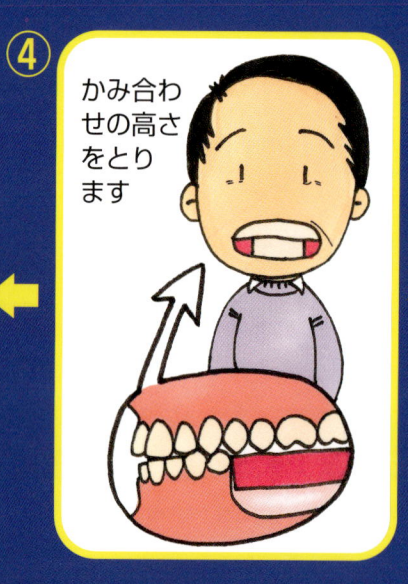

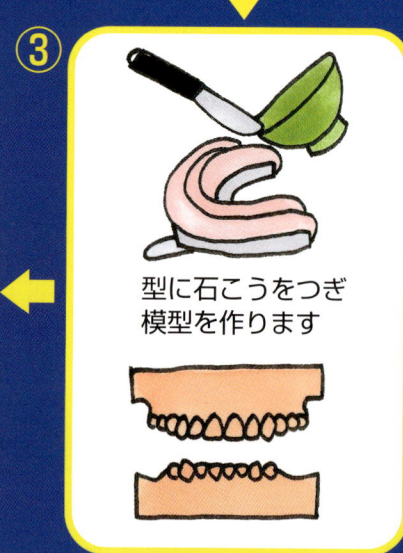

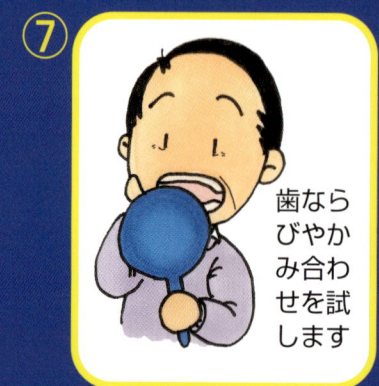

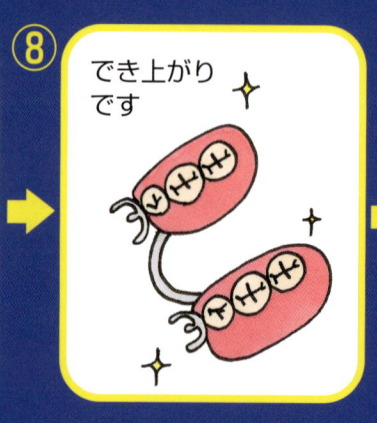

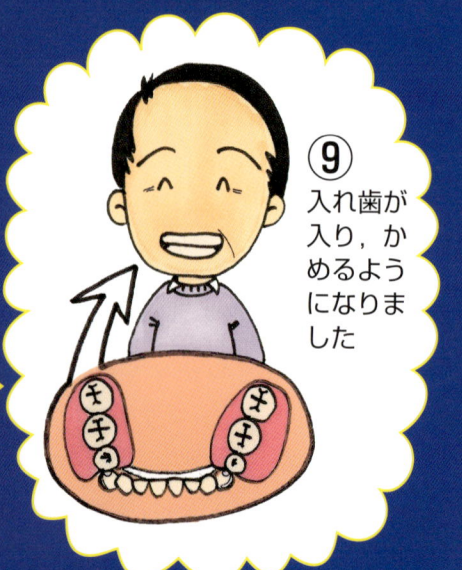

⑦ 歯ならびやかみ合わせを試します

⑧ でき上がりです

⑨ 入れ歯が入り，かめるようになりました

部分入れ歯〔補綴：局部床義歯〕

〔部分入れ歯／処置の流れ〕
①歯が抜けてしまっているところがあります。
②口の中の型をとります。
③型に石こうをつぎ，入れ歯作製用の模型を作ります。
④かみ合わせの高さを，蝋を使ってとります。
⑤金属で歯にかける金具を作ります。
⑥蝋のところに，人工の歯をならべます。
⑦歯のならび具合や，かみ合わせを試してみます。
⑧具合が良ければ，蝋の部分をレジンに置き換えて仕上げます。
⑨入れ歯が入り，かめるようになりました。

　歯の失われた場所が多いと，取りはずしのきく入れ歯を入れるケースが多くなります。口の中の型をとり，その型に合わせて入れ歯を支え，はずれにくくするための歯にかける金具を作ったり，かみ合わせをとり，反対側（入れ歯を作るのが下あごならば上あご）の歯に合わせて，きちんとかむように人工の歯を蝋の上にならべていきます。それぞれの部品の準備が整ったら，蝋の部分をレジンと呼ばれるプラスチックのようなものに置き換えて，入れ歯が完成します。

　入れ歯は，歯の代わりをつとめるように，精密に作られていても，口の中に入れてから口の中の組織の動きになじんで，慣れてくるまでには時間がかかることがあります。そのため，個人差はありますが，できあがった後も，何回か調整を行う必要があります。これはひとつの例で，歯のなくなっている場所や，広さによって，入れ歯のデザインは変わります。

　ここでは，下あごの奥歯がない場合に入れる，部分入れ歯の作り方について紹介しました。
　①下あごの両側の臼歯部に欠損があります。②印象採得を行います。③印象に石こうをつぎ，作業用模型を作ります。④咬合床で咬合採得を行います。⑤模型上で，キャストクラスプ（鋳造鉤）を作製します。⑥咬合床に人工歯を排列します。⑦試適を行い，人工歯の排列やクラスプの状態，咬合状態などを診査します。⑧状態が良ければ，重合し，研磨，完成させます。⑨装着されました。この後，何回か調整を行います。

チャートの使い方

　下顎遊離端の局部床義歯の作製法の概略を紹介しました。義歯の作製法の一般的な手順を説明する際にご活用ください。

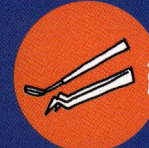

絵で見る歯科治療の流れ ⑫

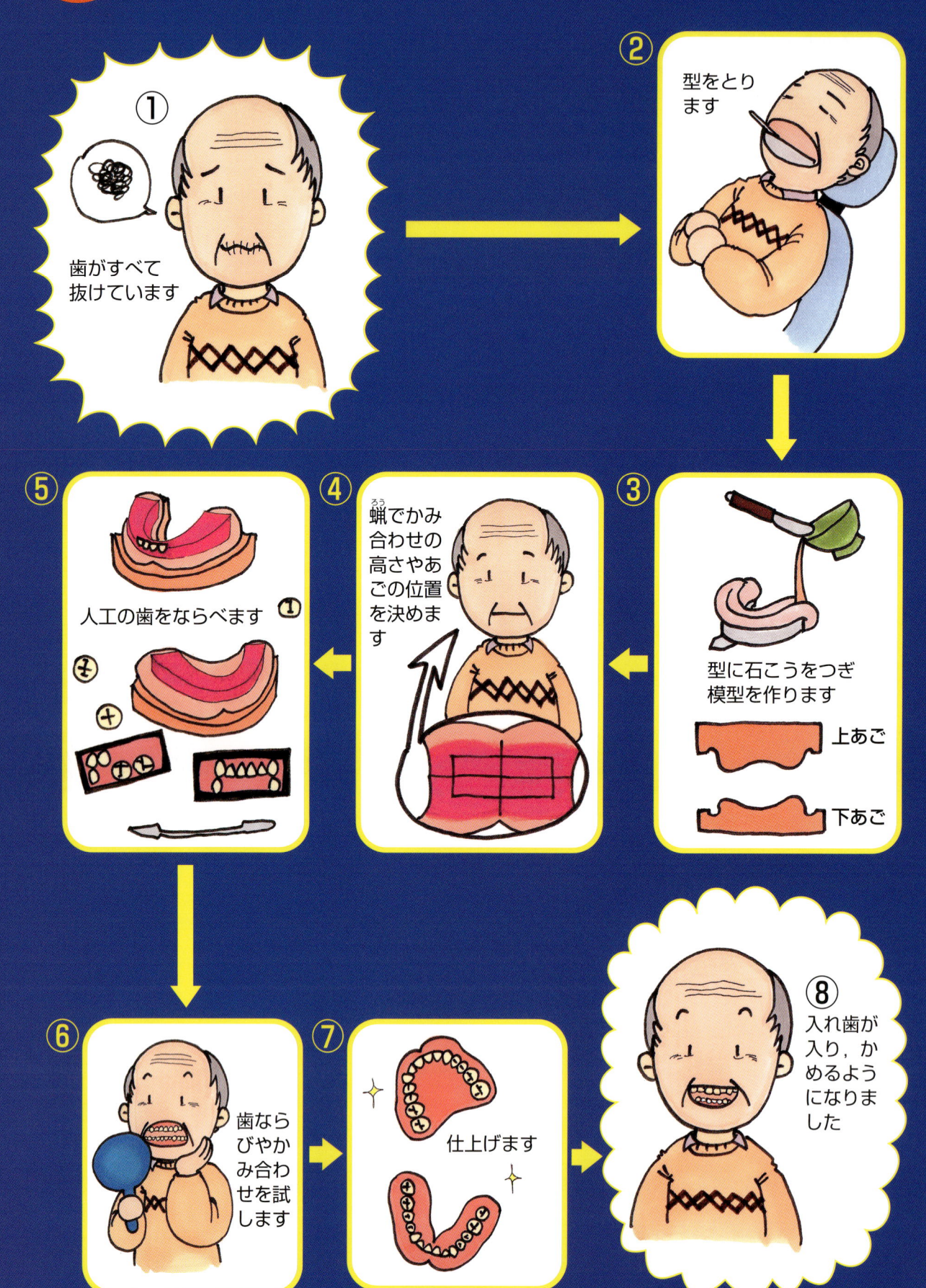

① 歯がすべて抜けています

② 型をとります

③ 型に石こうをつぎ模型を作ります
上あご
下あご

④ 蝋でかみ合わせの高さやあごの位置を決めます

⑤ 人工の歯をならべます

⑥ 歯ならびやかみ合わせを試します

⑦ 仕上げます

⑧ 入れ歯が入り，かめるようになりました

総入れ歯〔補綴：総義歯（ほてつ：そうぎし）〕

〔製作の流れ〕
①歯がすべて抜けてしまったので，新しい入れ歯を作ることになりました。
②口の中の型をとります。
③型に石こうをつぎ，作業用の模型を作ります。
④かみ合わせの高さや，あごの位置を蝋（ろう）を使って決めます。
⑤蝋で作った土手のところに，人工の歯をならべます。
⑥蝋の段階で，歯のならび具合や，かみ合わせを試してみます。
⑦具合が良ければ，蝋をプラスチックに置き換えて仕上げます。
⑧入れ歯が入り，かめるようになりました。

　歯がすべて失われてしまうと，総入れ歯を入れることになります。この場合，部分入れ歯のように歯に金具をかけて入れ歯を支えることができないので，歯が失われた歯ぐきの土手に，入れ歯を吸盤（きゅうばん）のように吸い付かせるようにします。

　それには，まず口の中の型を精密にとり，とった型の模型を作ります。その際，患者さんの口の大きさに合った型をとる器具を作ったり，ほっぺたや舌の動きを印記する処置を行う方法があります。そして，完成した模型上でかみ合わせを決める咬合床（こうごうしょう）と呼ばれる装置を作り，それで上下のあごやならべる人工の歯の位置関係を決定します。

　その後，それをもとにして，上下の歯がきちんとかむように人工の歯を蝋の上にならべていきます。また，ほっぺたや唇の張りがでるように，入れ歯の幅や厚さを決めます。すべての準備が整ったら，蝋の部分をレジンと呼ばれるプラスチックのようなものに置き換えて，みがいて入れ歯が完成します。

　この方法は，歯がすべて抜けてなくなってしまった場合だけでなく，歯が残っている場合でも，歯の根だけを残したまま，上に入れ歯を被せるケースでも行うことがあります。入れ歯に慣れるのには個人差があるので，できあがった後も，何回か調整を行います。

　①上下顎の歯がすべて喪失しています。②筋圧形成（きんあつけいせい），印象採得（いんしょうさいとく）を行います。③印象に石こうをつぎ，作業用模型を作ります。④咬合床で咬合採得を行います。⑤咬合床に人工歯を排列，歯肉形成を行います。⑥試適を行い，人工歯の排列，咬合状態などを診査します。⑦状態が良ければ，重合し，研磨，完成させます。⑧装着されました。この後，何回か調整を行います。

チャートの使い方

　レジン床の総義歯の作製法の概略を紹介しました。義歯の作製法の一般的な手順を説明する際にご活用ください。

絵で見る歯科治療の流れ ⑬

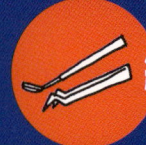

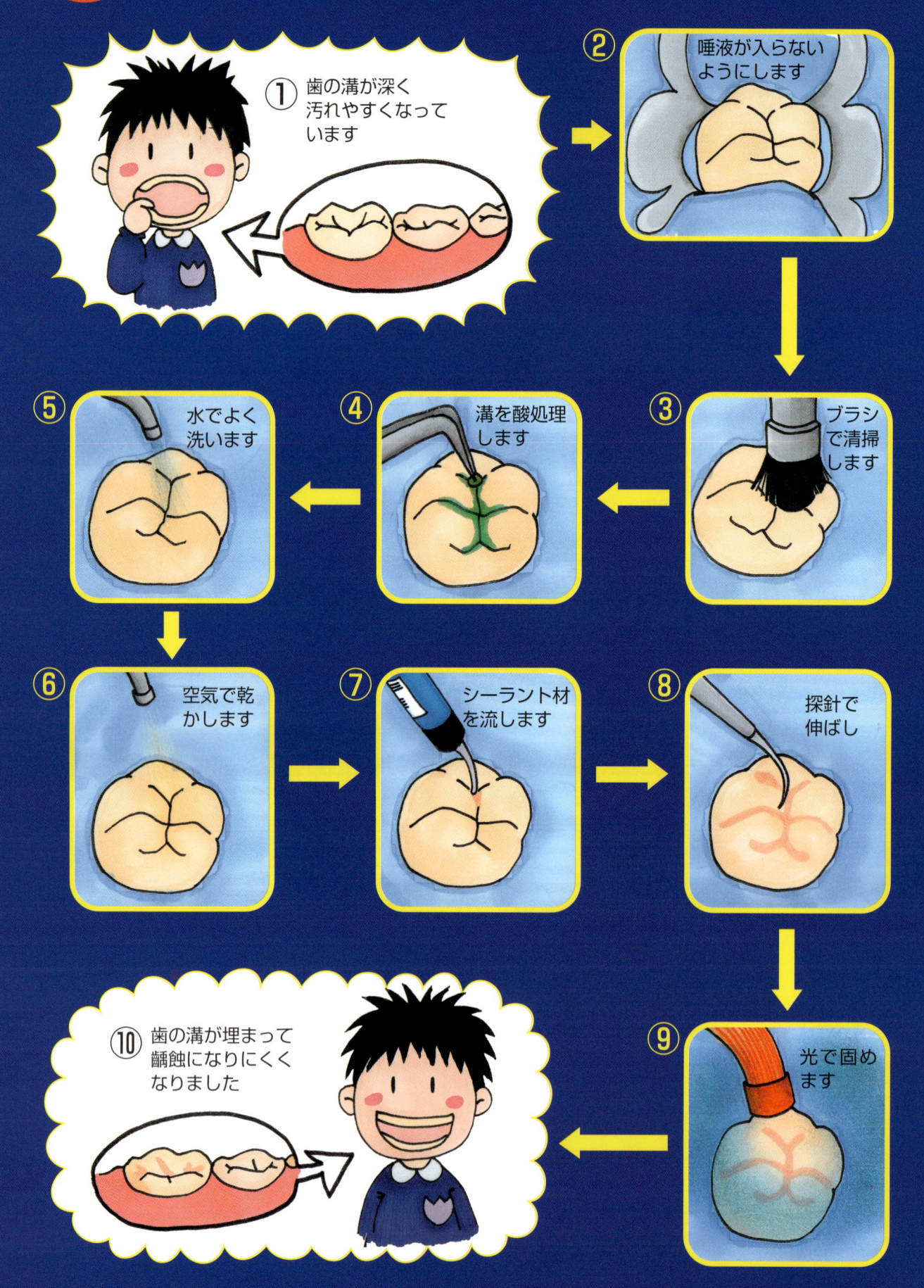

① 歯の溝が深く汚れやすくなっています

② 唾液が入らないようにします

③ ブラシで清掃します

④ 溝を酸処理します

⑤ 水でよく洗います

⑥ 空気で乾かします

⑦ シーラント材を流します

⑧ 探針で伸ばし

⑨ 光で固めます

⑩ 歯の溝が埋まって齲蝕になりにくくなりました

シーラント填塞法（小窩裂溝填塞法）〔齲蝕（むし歯）予防〕

〔シーラント填塞〕
①歯の溝に汚れがたまりやすくなっています。
②歯に器具をかけて唾液が入らないようにします。
③ブラシでよく掃除します。
④歯の溝を酸処理します。
⑤水でよく洗います。
⑥エアーで乾かします。
⑦シーラント材を溝に流します。
⑧探針でよく伸ばします。
⑨光でシーラント材を固めます。
⑩歯の溝が埋まりました。

　シーラント填塞（小窩裂溝填塞）法は，プラスチックに似た特殊な材料を，齲蝕（むし歯）のできやすい場所の１つである歯のかむところにある溝（小窩裂溝）に詰めて，その場所に齲蝕の原因となるプラーク（歯垢）が入り込んだり，たまらないようにして，齲蝕が発生しないようにしたり，初期の齲蝕の進行をくい止めたりする方法です。これは主に，乳歯の奥歯や，生えてきて間もない永久歯の奥歯などに対して用いられます。この材料は，詰めるときはドロドロしてやわらかいものですが，照射器という器械で光を当てることで化学反応を起こし，プラスチックのように硬くなります。
　では，治療の流れを見ていきましょう。
　①下あごの咬合面の小窩裂溝部に処置をします。②ラバーダムで防湿を行います。③エンジンブラシで，小窩裂溝部の汚れを取り除きます。④溝を酸でエッチング処理して，細かいくぼみをつけます。⑤酸を水でよく洗い流します。⑥よく乾燥させます。⑦シーラント材を，気泡が入らないように小窩裂溝部に流し込みます。⑧探針で伸ばし，気泡を抜きます。⑨照射器の光を当てて，シーラント材を固めます。⑩小窩裂溝が埋まりました。
　乳歯や幼若永久歯の小窩裂溝は，深く複雑な形態をしていて，齲蝕の発生の危険性の高い部分です。しかし，シーラント填塞を行うことにより，その部分の齲蝕の発生を予防する効果が高くなることが知られています。
　しかし，この方法は進行した齲蝕に対して行うものではなく，あくまでも健康に近い歯に対して，齲蝕発生に対する予防処置として行うものです。また，歯ブラシを怠けても大丈夫なようにする目的の処置でもありませんので，歯みがきの重要性に変わりはありません。

チャートの使い方

　シーラント材による予防填塞法について解説しました。イラストではエッチングを行い，光重合型のシーラント材を使用する方法の手順を紹介しました。この方法には他に，酸処理を必要としない，接着性セメントを使用する方法もあります。処置前の説明用にお使いください。

絵で見る歯科治療の流れ ⑭

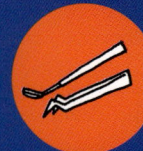

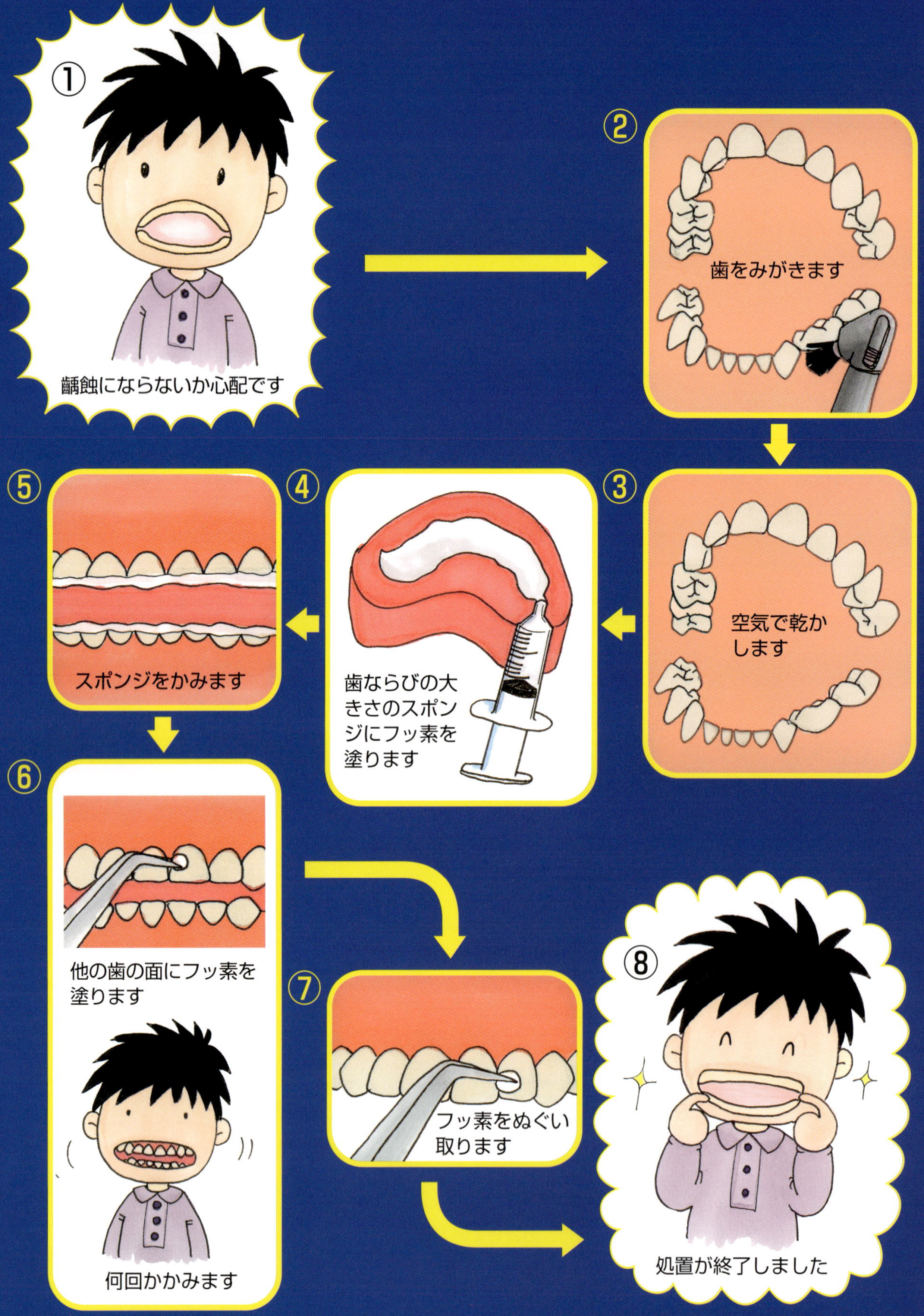

① 齲蝕にならないか心配です

② 歯をみがきます

③ 空気で乾かします

④ 歯ならびの大きさのスポンジにフッ素を塗ります

⑤ スポンジをかみます

⑥ 他の歯の面にフッ素を塗ります / 何回かかみます

⑦ フッ素をぬぐい取ります

⑧ 処置が終了しました

フッ素塗布〔齲蝕(むし歯)予防〕

〔フッ素塗布の流れ〕
①歯が生えそろいましたが，齲蝕(むし歯)にならないか心配です。
②ブラシで歯をきれいにみがきます。
③歯をエアーで乾かします。
④歯ならびの形に合ったスポンジにフッ素を塗ります。
⑤フッ素のついたスポンジをかみます。
⑥フッ素を綿球で他の歯の表面に塗ります。または歯と歯ぐきの溝までフッ素がつくように，何度もスポンジをかんでもらいます。
⑦歯についたフッ素をきれいにぬぐい取ります。
⑧処置が終了しました。

　フッ素塗布は，フッ素の入ったペースト状の薬を歯に塗って，齲蝕が発生するのを予防する方法です。この方法はふつう，乳歯や生えたばかりの永久歯に対して用いられます。
　では，治療の流れを見ていきましょう。
　①本人，保護者とのインフォームドコンセントをきちんと確立します。フッ素中毒の危険性を説明します。②エンジンブラシで歯の汚れを取ります。③歯をエアーで乾燥させ，唾液に触れないようにします。④歯列の形のスポンジにフッ素を約2ml塗布します。⑤スポンジをかんでもらいます。⑥歯列よりはみ出た余剰なフッ素を，綿球で歯頸部付近や歯面に塗布するか，歯頸部まで確実に塗布するために何回かスポンジをかんでもらいます。⑦歯に残った余剰なフッ素を綿球でぬぐい取ります。⑧処置が終了しました。
　生えたばかりの歯は齲蝕になりやすく，また，ブラッシングだけでは齲蝕を予防することは難しい場合があります。これまでフッ素塗布を行うことにより，エナメル質の歯質強化が起こり，耐酸性も向上し，齲蝕の発生の予防効果が高くなることが知られています。しかし，過量摂取により中毒症状が生じる場合がありますので，たくさんの量を飲み込ませないように注意することと，万が一，吐き気などの中毒症状が出た場合には，牛乳を飲むなどの応急処置を行い，医師への対診が必要です。
　この方法は，進行した齲蝕に対して行うものではなく，健康な歯に対して，齲蝕発生に対する予防処置として行うもので，歯ブラシを怠けても大丈夫なようにする処置ではありません。よって，ブラッシングの励行を心がける必要があります。

チャートの使い方

　フッ素塗布による齲蝕予防について解説しました。イラストではスポンジを使ったフッ素塗布を紹介しました。この他にも，最初から綿球のみを用いてフッ素塗布を行う方法や，エンジンを用いてプロフィーポイント，ラバーカップなどで塗布を行う方法もあります。上述のように，高濃度のフッ素の誤飲は，中毒症状を引き起こすことがありますので注意が必要です(成人でフッ化ナトリウムの量の250mgが急性中毒発現量です)。処置前の説明用にお使いください。

〔逆引・索引〕 太字はその用語と関連の強いページを示します。

あ

悪玉菌（歯周病原菌）　40
あごの骨　62
味　28
アフタ性口内炎　60
アルギン酸印象　72
アルジネート印象　72

い

糸ようじ　106
入れ歯　112，114
印象材　72，92
印象採得　72，92，102，112，114
インレー修復　92

う

ウイルス　60
齲蝕　42，44，54，86，92，94，98，100，104
齲蝕（むし歯）予防　86，116，118

え

エアータービン　70，92，100，102
永久歯　22
鋭匙　82
鋭匙型スケーラー　78
エキスカベーター　66
エックス線撮影　88
エックス線撮影装置　88
エックス線フィルム　88
エッチング　94，116
エナメル質　16，18
エナメル質形成不全　54
エレベーター　82
炎症　46，60
エンジンブラシ　86，116，118

お

親知らず（智歯）　24，100
オルソパントモグラフィー　88

か

潰瘍　60
替え刃メス　84
下顎骨　14，32
化学重合型レジン　76
下顎頭　32
過剰歯　56
カスタムメイドトレー　72
仮着　74
顎下腺　30
顎関節　14，32，50，62
顎関節症　50
ガッタパーチャポイント　80，96
窩洞　92，94
窩洞形成　92，94
加熱重合レジン　76
鎌型スケーラー　78
仮づけ　74
仮歯　74，76
カルシウムイオン　42
カルボキシレートセメント　74
加齢　54
鉗子　82，98，100
関節円板　32，50
寒天　72
寒天・アルジネート連合印象　72

き

義歯　112，114
偽膜　60
キャストクラスプ　112

〔逆引・索引〕

牛乳　48
キュレット　78
キュレットタイプスケーラー　78，108
局所麻酔　98，100，108，110
局部床義歯　112
筋圧形成　114

く

グラスアイオノマーセメント　74
グリコカリックス　40
〔歯の〕クリーニング　54
クレンザー　80

け

（エナメル質）形成不全　54
研究用模型　72
研磨　102，104
研磨剤　86

こ

口蓋垂　16
口蓋扁桃炎　58
咬合床　112，114
硬質レジン歯　76
硬質レジン前装冠　76，104
合着　74
後天的要因　46
口内炎　60
紅斑　60
コップ　68
骨膜剥離子　84，110
骨やすり　84
固定性ブリッジ　102
5点セット　66
根管　44，96

根管充填　80，96
根管治療　80，96
根尖性歯周炎　44
根尖病巣　44，98
コントラアングル　70，86
コンポジットレジン　76，94

さ

再発性アフタ　60
作業用模型　92，102，104

し

耳下腺　30
歯科用セメント　52，74
歯間ブラシ　86，106
止血　98，100
歯垢　40，42，108
歯根管　44，80，96
歯根膜　34，46，48
歯周炎　46
歯周外科手術　84，110
歯周組織　34，62
歯周病　46，52，84，108，110
歯周病予防　86
歯周プローブ　78
歯周ポケット　46，110
持針器　84
歯髄〔組織〕　16，18，44，50，62，96
歯石　46，78，108，110
歯石除去　108，110
歯槽骨　18，34，46
歯槽骨吸収　46
歯槽膿漏　46
舌　16，28，62
支台歯形成　102，104

〔逆引・索引〕

シックルタイプスケーラー　78，108
試適　112
自動現像器　88
歯内療法　80，96
歯肉　16，26，34，46，108
歯肉炎　46
歯肉固有層　26，34
歯肉上皮　26，34
歯肉剪刀　84
歯肉退縮　53，110
歯肉剥離掻爬手術　84，110
歯肉ポケット　46
歯胚　18，20，57
重合　76，112
重合器　104
手用スケーラー　78
常温重合レジン　76
小窩裂溝　116
小窩裂溝填塞法　116
上顎骨　14，32
小外科手術　82，84
照射器　94，116
小唾液腺　30
初期基本治療　108
ショ糖　40
シーラント材　116
シーラント填塞法　116
シリコン印象　72
神経（歯髄）　18，44，50
人工（の）歯　76，112，114
診療椅子　68

す

水平半埋伏智歯　100
水疱　60

スクラッビング法　106
スケーラー　78，86，108，110
スケーリング　78，86，108，110
ステイン　54
ステロイドホルモン　60
ストッパー　66
スピロヘータ　60
スプレッダー　80
スポンジ　118
スリーウェイシリンジ　68，70

せ

生活習慣病　46
生理食塩液　48
生理的空隙　20
舌　16，28，58，62
舌炎　58
舌下腺　30
石こう　72
石こう模型　72，92，102，104，112，114
舌苔　58
接着性レジンセメント　74
（歯科用）セメント　52，74
セメント質　16，34，46，108
先天性欠如　56
先天的要因　46

そ

総入れ歯　116
総義歯　116
象牙細管　52
象牙質　16，18，50
象牙質（知覚過敏）　52
掻爬　98
咀嚼　28，36

索　引　123

〔逆引・索引〕

咀嚼筋　14，32

た

唾液　30

唾液腺　30

唾液の働き　30

脱灰　42

脱臼　98

タービン　70

タービンバー　100

探針　66

ち

知覚過敏　52

智歯（親知らず）　24，100

鋳造　92，102

超音波振動　78

超音波スケーラー　78

つ

つば（唾液）　30

て

挺子　82

テトラサイクリン　54

テーブル　68

伝達麻酔　100

デンタル写真　88

デンタルチェア　68

デンタルフロス　86，106

デンタルミラー　66

と

頭蓋骨　14

陶材焼き付け鋳造冠　104

糖分　42

トレー　72

に

乳歯　20

ね

根の先の病気　44

粘膜　16，62

は

歯　16，62

バイオフィルム　40

排唾管　68

ハイブリッドセラミックス　104

バキューム　68

バス法　106

発育空隙　20

発音　28，36

白血球　44

抜糸　110

抜歯　82，98，100

抜歯窩　100

抜髄　96

歯の数の問題　56

歯のクリーニング　54

歯の脱落　46，48

歯の脱離　48

歯の着色　54

歯の破折　48

歯の漂白　54

歯の変色　54

歯の萌出　18

歯の萌出順番（永久歯）　22

歯の萌出順番（乳歯）　20

〔逆引・索引〕

パノラマ写真　88
歯ブラシ　86, 106
歯みがき　40, 106

ひ

光・化学重合型レジン　76
美人　36
ビタミンB　60
必須微量栄養素　58
美男子　36
病原菌　44
表情　36
（歯の）漂白　54
表面麻酔剤　82
びらん　60
ピンセット　66

ふ

ファイル　80
フィラー　76
フィルム　88
複合レジン　76
副腎皮質ホルモン　60
フッ化ナトリウム　118
フッ素　52, 118
フッ素塗布　118
フットスイッチ　68
部分入れ歯　112
プラガー　80
プラーク　40, 42, 46, 86
プラークコントロール　86, 106, 110
ブラッシング　40, 106
フラップ手術　84, 110
ブリッジ　102
プローブ　78

プロフィーカップ　86
プロフィーポイント　86
分割抜歯　100

へ

ペダル　68
ペーパーポイント　80
ヘーベル　82, 98, 100
ペリクル　40
べろ（舌）　16, 28, 58, 62

ほ

ポイント　80
縫合　84, 100, 110
萌出遅延　56
疱疹性口内炎　60
ポーセレンファーネス　104
保存修復　92, 94
補綴　102, 104, 112, 114
本づけ　74
ボンディング　94

ま

マイクロモーター　70
麻酔　98, 100, 110

み

味覚　29
味覚障害　58
ミュータンス菌　40, 42
味蕾　58

む

むし歯（齲蝕）　42

〔逆引・索引〕

め
明眸皓歯　36
メス　84
メスホルダー　84
綿栓　80

も
（石こう）模型　72，92，102，104，112，114

や
（タバコの）ヤニ　54

ゆ
ユニット　68

よ
4つの輪　42

ら
ライト　68
ラバーダム　116

り
リーマー　80
リン酸亜鉛セメント　74
リン酸イオン　42

る
ルートプレーニング　108，110

れ
霊長空隙　20
レジン　76，112，114
レジン歯　76
レジンジャケット冠　76
レジン修復　94
連合印象　72

ろ
蝋（ワックス）　102
ロビンソンブラシ　86，116，118

わ
矮小歯　56
ワックス　92，102
ワックスアップ　102
ワンサン口内炎　60

Bis-GMA系レジン　76
MMA　76
PMMA　76
PMTC　86

〈監修者略歴〉

鴨井 久一（かもい きゅういち）

日本歯科大学名誉教授
特定非営利活動法人日本歯周病学会前理事長
1963年　日本歯科大学卒業
1967年　日本歯科大学大学院修了（歯学博士）
1972年　金沢大学医学部放射線学講座専攻科（医学博士）
1979年　日本歯科大学歯学部歯周病学教室教授
1995年　日本歯科大学附属病院病院長
2001年　日本歯科大学大学院研究科長
2005年　日本歯科大学名誉教授

日本歯周病学会監事／日本歯科保存学会元理事／日本歯科薬物療法学会元理事／米国歯周病学会（AAP）会員／国際歯科研究学会（IADR）会員／日本歯科医学会元常任理事／日本歯科人間ドック学会顧問／日本口腔機能水学会元理事／ライフケア学会学会長
〈主な著書〉『歯周病をなおそう』（砂書房）『かかりつけ歯科医対応，主訴・病状別病態写真シート』（クインテッセンス出版，2002）など多数

〈著者略歴〉

沼部 幸博（ぬまべ ゆきひろ）

日本歯科大学生命歯学部歯周病学講座教授
1983年　日本歯科大学歯学部卒業
1987年　日本歯科大学大学院修了（歯学博士）
1989年　日本歯科大学歯学部歯周病学教室専任講師
1989年　カリフォルニア大学サンフランシスコ校（UCSF）歯学部客員講師
1991年　日本歯科大学歯学部附属歯科専門学校歯科技工士科講師（併任）
1993年　日本歯科大学歯学部歯周病学教室助教授
2005年　日本歯科大学歯学部歯周病学講座教授
2006年　日本歯科大学生命歯学部歯周病学講座教授（所属名変更）
日本歯周病学会指導医／日本歯科保存学会指導医／外国人臨床修練指導歯科認定医／日本歯周病学会理事／日本歯科保存学会理事／国際歯科研究学会（IADR）会員
第6回国際歯周病学会（IAP）Sunstar Award, First Prize（1997年）受賞
〈主な著書〉『かかりつけ歯科医対応，主訴・症状別病態写真シート』（クインテッセンス出版，2002）『喫煙とお口の健康』（クインテッセンス出版，2002）『新・命をねらう歯周病』（砂書房，2007）『新・歯周病をなおそう』（砂書房，2008）『絵で見る予防歯科』（クインテッセンス出版，2008）ほか

三浦 雅美（みうら まさみ）

茨城県・杉田歯科医院院長
1999年　日本歯科大学歯学部卒業
2000年　歯科医療研修振興財団臨床研修医修了
2000年　日本歯科大学歯学部歯周病学教室臨床研究生
2001年　日本歯科大学歯学部附属病院総合診療科医員
2006年　茨城県・杉田歯科医院院長
日本歯周病学会会員／日本歯科保存学会会員
〈主な著書〉『新・命をねらう歯周病』（砂書房，2007）『絵で見る予防歯科』（クインテッセンス出版，2008）

絵で見る歯医者さん──これは便利!! 患者さん説明用オーラルチャート

2004年5月10日　第1版第1刷発行
2009年6月30日　第1版第3刷発行

監　修　者　鴨井　久一
著　　　者　沼部　幸博
　　　　　　三浦　雅美〈イラスト〉

発　行　人　佐々木　一高

発　行　所　クインテッセンス出版株式会社
　　　　　　東京都文京区本郷3丁目2番6号　〒113-0033
　　　　　　クイントハウスビル　電話 (03)5842-2270（代表）
　　　　　　　　　　　　　　　　　　　(03)5842-2272（営業部）
　　　　　　　　　　　　　　　　　　　(03)5842-2284（編集部）
　　　　　　web page address　　http://www.quint-j.co.jp/

印刷・製本　サン美術印刷株式会社

©2004　クインテッセンス出版株式会社
Printed in Japan

定価はカバーに表示してあります

禁無断転載・複写
落丁本・乱丁本はお取り替えします
ISBN978-4-87417-802-7 C3047